111 Gründe, SM zu lieben

Cornelia Jönsson

111 Gründe, SM zu lieben

Eine Verführung zur schmerzlichen Hingabe

Schwarzkopf & Schwarzkopf

INHALT

Für Apollonia und Dolmance

*Tausend Dank an Petra, Frithjof und Anja
außerdem an Daiwa, Polydoor, Merderin,
Ruth, Tamara und Achtunendlich*

Statt eines Vorwortes: Mein ganz privater Grund.

Weil wir polyamor, offen und alternativ lieben können

Es ist früh am Morgen. Ich sitze auf dem Boden in unserer noch etwas leeren neuen Wohnung zwischen halboffenen Kartons, tippe ganz leise vor mich hin und warte gespannt darauf, mit welchen Geräuschen mich hier der Tag begrüßen wird.

Mein Freund Tom und ich wollen gern möglichst oft beieinander sein. Morgens beim Aufstehen, abends, wenn der Letzte ins Bett kriecht, in der Zeit dazwischen. Aber wir konnten uns nicht vorstellen, uns tatsächlich in der klassischen Pärchen-Wohnungs-Idylle mit einem Bett und einem Sofa einzunisten, hoffnungslos unserer Zweisamkeit ausgeliefert, die Tür mit Riegel vor der Außenwelt verschlossen.

Kai schlurft herein. Das lange braune Haar zottelig, die langen Beine in zu kurzen Schlafanzughosen. Er blinzelt in die Sonne, küsst mich auf den Kopf und freut sich über den Kaffee in der Küche. Kai ist der Freund von Mona und Mona ist meine Herrin.

Natürlich steht es jedem Paar frei, seine Beziehung für andere Menschen zu öffnen, für One-Night-Stands, für Geliebte, für Zweitpartner, Expartner, Mehrpartner oder einfach für Freunde. Allerdings sind es in meinem Bekanntenkreis hauptsächlich Sadomasochisten, die so leben und lieben. Woran das liegt, weiß kein Mensch. Vielleicht hat es etwas damit zu tun, dass wir uns besonders intensiv mit Sex auseinandersetzen und demzufolge nicht mehr allem Aberglauben erliegen.

Wir haben die Lust etwas entzaubert. Ich verliebe mich nicht in jeden, der mich vögelt und ich entliebe mich nicht von einer alten Liebe, bloß weil eine neue hinzukommt. Vielleicht sind unsere Bedürfnisse außerdem tatsächlich zu komplex, um von einem Einzigen befriedet zu werden.

Kai beispielsweise merkte nach den ersten paar Jahren mit Mona, dass er selbst auch viel lieber im Bett dominant sein wollte. Mona aber hatte gar keine Lust, devot zu sein. Sie lieben und begehren sich, dennoch fehlt etwas Entscheidendes. Außerdem mag Mona nicht nur Männer, sondern auch Frauen, genau wie ich. Mein Freund Tom wiederum teilt meine Faszination für ältere Frauen, die ich nicht befriedigen kann. Kai mag junge devote Mädchen, aber nicht solche, die aussehen wie ich. Darüber hinaus gibt es Sadisten, die nicht dominant sind, Tops, die keine Sadisten sind, wehleidige Subs, es gibt devote Sadisten und dominante Masochisten.

Tom und ich sind ein Paar, seit einem halben Jahrzehnt schon. Manchmal dominiert er mich, manchmal dominiert er irgendeine ältere Frau, die ihm in die Klauen gerät. Ich bin außerdem seit fast zwei Jahren mit Mona zusammen, die wiederum seit Ewigkeiten mit Kai verheiratet ist, der ab und zu devote junge Frauen trifft. Manchmal dominieren mich Kai und Mona oder auch Tom und Mona oder alle drei gemeinsam, manchmal küssen sich Mona und Tom, aber das kommt nicht so häufig vor.

Als Tom und ich beschlossen, zusammenzuziehen, ohne im standardisierten Partnerparadies zu stranden, kam uns die Idee, eine Wohngemeinschaft zu gründen. Bloß: Was würden unsere Mitbewohner von dem nächtlichen Knallen der Peitsche und meinen darauf folgenden Schreien halten? Manches wird durchaus komplizierter, entdeckt man die Abgründe seines Begehrens. Aber Probleme sind ja zumindest diesen amerikanischen Ratgeberbüchern zufolge in der Regel nichts weiter als noch nicht ganz geschlüpfte Lösungen – und so teilen wir seit heute Morgen eine neue Wohnung mit Mona und Kai.

Inzwischen trinkt Mona, die dunklen langen Locken locker das blasse Gesicht umrahmend, die schlanke Gestalt in einen seidenen Morgenmantel gehüllt, an Kais Schulter gelehnt ihren ersten Kaffee und wirft mir eine Kusshand zu. Tom kräht aus dem Bad nach einem Handtuch. Ich gehe zu ihm, küsse seine goldbraune, sommersprossige Nase, streiche ihm über das kurze nasse blonde

Haar, nehme sein bestes Stück in die Hand, das sich sofort zu regen beginnt.

Ich liebe sie alle, ich liebe die Freiheit, meine Lust teilen zu können mit wem ich will, ich liebe die Möglichkeit, viele zu lieben[1]. Und ich liebe die Verheißungen, die für mich in einer Wohngemeinschaft mit drei dominanten Menschen liegen. Das hier könnte ein Paradies werden, auch wenn es momentan noch etwas kahl ist und die Tapeten schlapp von den Wänden baumeln.

»Schön, wenn man die Frau fürs Leben gefunden hat. Noch schöner, wenn man ein paar mehr kennt.«
Woody Allen

KAPITEL EINS

WOHNST DU NOCH ODER LIEBST DU SCHON?

Grund Nr. 1

Weil wir all diese schönen Spielzeuge haben

Nachdem Tom in seine Kanzlei zu seinen Ganoven, Mona in ihre Boutique zu ihren Korsetts und Kai in die Firma zu seinen geliebten Computern aufgebrochen sind, mache ich mich ans Auspacken. Ich beginne damit, den Inhalt der Kiste mit der Aufschrift »Spielzeug« auf dem bislang einzigen Möbelstück im Gemeinschaftszimmer, einer schweren, alten Kommode aus Eichenholz, zu drapieren.

Seile, weich und anschmiegsam oder ruppig-kratzig. Schwere Ketten. Biegsame Rohrstöcke. Gerten mit dünnen, harten Schwänzen oder weichen, breiteren. Eine Hundepeitsche, eine Bullenpeitsche. Ein kuscheliger Flogger aus weichem Napalleder von *Charon* (www.schlagzeilen.com), den meine Herrin liebt an Tagen, an denen sie sich all ihre Kraft, ihre Energie, ihre Wut und Aggression aus dem Leib schlagen will, ohne mich umzubringen. Maßgefertigte Nippelringe, Hand-, Arm- und Fußfesseln von *Nónón de Florette* (www.nonon.de). Butterfly Brustklammern von *McHurt* (www.mchurt.de). Diverse Dildos in Schwarz, Rosa, Blau, schmal, dick, groß, mit Harness und ohne von *Sexclusivitäten* (www.sexclusivitaeten.de).

»Es ist unglaublich, wie viel Geld wir in unseren Sex stecken!«, stöhnte mein Freund vor ein paar Tagen beim Einpacken. »Mit dem ganzen Spielzeug ist es ja noch nicht getan – hinzu kommen diese sündhaft teuren Klamotten – Korsetts, Kleider, Anzüge, Strümpfe, Handschuhe und so weiter, außerdem völlig wahnwitzige Eintrittspreise für Clubs – wie viele Urlaube wir von all dem Geld schon hätten finanzieren können!«

Ich widersprach dem zwischen seinen Worten mitschwingenden Unmut vehement: »Denk doch nur mal an all die armen Menschen, die sich im Urlaub Malaria holen, Durchfall oder gebrochene Beine, die von Quallen, Skorpionen und Räubern angefallen werden – oder zwei Wochen lang bei strömendem Regen in irgendeinem Strandidyll versauern und sich dabei von einem Streit zum nächsten hangeln. Zurück kommt schließlich ein total gestresstes, absolut urlaubsreifes, im schlimmsten Fall sogar getrenntes Paar. Da haben wir doch großes Glück, dass unsere Sexualität soviel kostet, dass wir uns diesen Urlaubs-Horror nicht leisten können, oder?«

Richtig überzeugt wirkte Tom nicht.

»Alte Knaben haben genauso ihr Spielzeug wie die jungen, der Unterschied liegt lediglich im Preis.«
BENJAMIN DISRAELI

Grund Nr. 2

Weil wir Strukturen für unsere Urlaube haben

Davon abgesehen machen wir durchaus trotz der teuren Spielsachen manchmal Urlaub. Das schöne ist nun wieder, dass unsere Neigungen uns einen etwas unkonventionelleren Zugang zu Großstädten ermöglichen. Weil wir diese nämlich nicht nur nach Sehenswürdigkeiten abgrasen, sondern eben auch nach Fetischläden und vor allen Dingen Fetischclubs.

Manchmal ist das ganz einfach, man googelt von zu Hause aus nach *Paris, Fetischparty* oder etwas Vergleichbarem und es öffnen sich die dunklen Seiten. Manchmal muss man aber auch vor Ort recherchieren. In Dessous-Läden, Gothicläden, Sexshops Nachforschungen anstellen, sich zu weiteren Dessous-Läden, Gothicläden, Sexshops leiten lassen, von da aus zu harmlos anmutenden Cafés und Privatadressen, bis sich einem schließlich das sadomasochistische Mekka in vollem Glanze erschließt.

Das klappt natürlich nicht immer und überall. In Tel Aviv, Kairo oder Kabul würde ich es gar nicht erst versuchen. In Tokio wiederum würde ich erst anfangen, wenn ich gute fünf Monate Urlaub hätte, weil ich sonst eh nicht weit käme.

Leider ist die heterosexuelle Szene noch nicht sonderlich international. Bei den Frauen sieht es dank der Osterkonferenzen (dazu mehr unter www.schmacht.org) etwas anders aus. Wir haben also gute Chancen, bei einschlägig Bekannten übernachten zu können und so ganz persönliche zwielichtige Stadtführungen zu bekommen.

Reisen wir nicht in große Städte, sondern ans Meer oder in die Berge, dann gibt es natürlich erst recht keine sadomasochistische Szene zu ergründen. Dafür sind Szenarien des Schmerzes und der Unterwerfung in malerisch einsamer Natur einfach unübertrefflich tief romantisch und wild ergreifend.

Dazu kommt die prickelnde Angst vor Entdeckung in Hotels und auf Camping-Plätzen, die herrliche Schmach des mit blauem Hintern am Strand Brütens.

Manchmal machen SMer aber auch Urlaub, ohne dabei die geringsten sadomasochistischen Hintergedanken zu hegen. So traurig das auch sein mag.

»Je länger man vor der Tür zögert,
desto fremder wird man.«
FRANZ KAFKA

Grund Nr. 3

Weil wir Fairdating betreiben

Zum Mittagessen treffe ich meine Freundin Ronja beim Vietnamesen. Sie isst bloß ein paar Frühlingsrollen, sie ist heute Abend mit Marc zum Essen verabredet und man soll ja nicht soviel … »Marc?«, wundere ich mich, »ich denke, der war so langweilig!«

»Nein!«, Ronja verdreht genervt die Augen. »Das war doch Marco. Den hab ich natürlich schon längst abserviert. Marc kennst du noch gar nicht. Hab ihn ja selbst erst gestern Nacht aufgetan. Ich hab' ihm geschrieben, früher hätte ich nach meinem Traummann gesucht, inzwischen habe ich erkannt, dass man Traummänner nicht finden, bestenfalls entdecken kann, und das vielleicht genau dann, wenn man am wenigsten damit rechnet. Seitdem suche ich jemanden, der mich gründlich durchprügelt und noch gründlicher fickt. Alles Weitere ergibt sich. Marc fand das machbar, deshalb treffe ich ihn heute Abend zum Essen.« Ronja spuckt ein Ingwerstück zurück in ihren Tee.

»Du hast echt Glück, dass du auf SM stehst«, sage ich.

Sie stöhnt.

»Gott, ja, woher beziehen Vanillas bloß ihre Dates?«

»Naja, manche von denen haben wahrscheinlich einfach nicht soviel Sex«, vermute ich.

Ronja nickt zustimmend. Sie hat sich jetzt doch noch eine Nudelsuppe bestellt. Sex kostet ja enorm viel Kraft, man sollte also wirklich genug Kohlenhydrate vorher essen. »Oder sie verlieben sich in jemanden, doch nach Wochen stellt sich plötzlich raus, der ist total mono und vergeben, oder er ist schwul oder so.«

Ich nicke. Wir verfallen beide in mitfühlendes Schweigen für all die armen ungedateten Singles. Bis die Suppen kommen. Dann wechseln wir zu gefräßigem Schweigen.

Auf welch verdrehte Weisen wir uns in unserer düsteren Vanilla-Vergangenheit verabredet hatten! Ich weiß noch, da gab es diesen Jungen aus dem Erstsemestertutorium, den ich echt gerne geküsst hätte und wer weiß was noch über den Sommer, aber das konnte ich ihm so nicht sagen. Also habe ich ihm eine Fahrradtour vorgeschlagen. Wir haben, glaube ich, fünf Fahrradtouren gemacht, sind in der Zwischenzeit permanent gemeinsam durch die Uni geschlurft, haben über Gott und die Welt gesprochen, bis ich endlich nach der letzten Fahrradtour abends im Biergarten den Mut aufbrachte, einen Kussversuch zu unternehmen. Er war ganz überrumpelt und ziemlich abweisend. Er wusste gar nicht, was das jetzt sollte. Wir seien doch Freunde.

Oder dieser andere kurz darauf, der ebenfalls ganz niedlich war und mir während einer langweiligen Einführungsvorlesung einen Zettel zuschob: *Darf ich dich a) ins Theater, b) ins Kino, c) zum Essen einladen?* Ich kreuzte a und c an. Es war ein sehr flirtiger, unterhaltsamer Abend. Es ergaben sich Küsse gegen später. Und dann eine dieser bedeutsamen, lustschwangeren Gesprächspausen. »Wenn du mich jetzt fragen würdest, ob wir zu dir oder zu mir gehen«, sagte ich da, »dann würde ich antworten: Lass uns zu dir gehen, meine Mitbewohnerin schnarcht nämlich.«

Dafür, dass er mich nicht geschlagen hat, war die Nacht äußerst erfreulich. Aber danach gab er keine Ruhe. Sprach von Liebe und Partnerschaft und dass ich ihn schamlos ausgenutzt hätte.

Für uns SMer ist das einfacher. Ronja hat ein ansprechendes Profil in der *Sklavenzentrale* (www.sklavenzentrale.de – intern als Einwohnermeldeamt der SM-Szene bekannt) und wahrscheinlich in noch viel mehr Foren, das sie regelmäßig überarbeitet und erneuert. Das bedeutet, sie kann die Jungs gar nicht zählen, die ihr schreiben. Die meisten sind nicht ernst zu nehmen. Es bleiben aber genug übrig für zwei bis drei Dates die Woche (wobei nicht jeder Ronja gleich zum Essen ausführen darf – die meisten müssen sich erst einmal bei einem Kaffee oder einem Treffen auf einer SM-Veranstaltung, wo Ronja noch dreißig, vierzig andere Leute kennt, qualifizieren).

Natürlich machen alle Beteiligten klare Ansagen. Wenn du den Mann fürs Leben suchst, such weiter, hat ihr in der zweiten E-Mail einer geschrieben, den sie letzten Monat traf. Ronja und er harmonieren sexuell nicht so gut miteinander, aber sie werden wohl Freunde bleiben. Ob Freundschaft, Liebe, Sex, SM oder alles oder einiges davon oder was auch immer gesucht wird, wird vorab geklärt. Und natürlich wartet Ronja bei all ihren heißen Dates stets auf den Don Juan, der sich in ihren Armen zum Traumprinzen mit güldenem Gemächt mausert. Lange dauert das sicher nicht mehr, denn alchemistische Kräfte hat sie allemal.

»Und vor allen Dingen: Man gibt sich niemals für etwas aus, das man gar nicht ist. Das geht nämlich nie gut aus.«
Aus »Der Mann, der Sherlock Holmes war«

Grund Nr. 4

Weil uns so viele nette Ablenkungen zur Verfügung stehen

Nach dem Essen setze ich mich in ein Café, um an meinem neuen Roman zu schreiben. Zu Hause gibt es bislang noch keine Tische und vor allen Dingen keinen Internetanschluss. Die Frühsommersonne wärmt mir den Pelz, der Kaffee mitsamt der halbverdauten Nudelsuppe den Magen. Ich habe meinen Laptop bereits aufgeklappt, Word geöffnet, die Datei mit dem Roman aufgerufen und *Kapitel 3* geschrieben. Jetzt fühle ich mich plötzlich sehr müde und ausgelaugt.

Ich könnte meine E-Mails checken. Meine Herrin und mein Freund haben mir geschrieben, juhu! Sie schreibt: *Liebes, denkst du an einen neuen Milchschäumer und Olivenöl? Kuss!* In seiner Mail steht: *Ich komme heute später, gehe mit Martin was trinken.* Wie überaus aufregend. Und unfassbar liebevoll.

Ich widme mich wieder meinem Roman. *Kapitel 3. Es ist immer noch Winter.* Ein Marienkäfer krabbelt über den Rand meines Cortadoglases und ein Spatz nagt an meinem Keks. *Laura friert nach wie vor. Sie zieht sich ihren Striemenmantel enger um das wunde Fleisch.*

Fein, ich bin zufrieden mit mir. Und mehr fällt mir jetzt gerade auch nicht ein. Ich werde mich fünf Minuten entspannen, um danach umso eifriger weiterzuschreiben. Meiner unerfreulichen Mailbox habe ich mich gerade eben schon gewidmet. Also schaue ich jetzt in der *Sklavenzentrale* vorbei. Die *Sklavenzentrale* ist ein riesiges Forum voller SMer. Man kann da persönliche Nachrichten erhalten von Freunden und solchen, die es werden wollen.

Ich habe ein paar blöde und ein paar nette Nachrichten. Blöd sind die, in denen etwas steht wie: *Hey, du süße Schnecke, wollen wir mal ficken?* Nett ist: *Hallo meine Liebe, ich bin aus dem Ur-*

laub zurück, ganz erholt und entspannt – lass uns mal wieder einen Kaffee trinken oder so, melde dich! Man kann auch Mitglied in ungefähr zehntausend verschiedenen *Sklavenzentrale*-internen Zirkeln werden: Zirkel für Liebhaber der weiblichen Dominanz oder Liebhaber der weiblichen Submission, für Petplayer, Hundeliebhaber, Reiter, für Künstler, Pornodarsteller, Ärzte und Pseudoärzte. Für Leute, denen Respekt in Beziehungen besonders wichtig ist und für Menschen, die keine Striemen vor der Ehe dulden. In diesen Zirkeln gibt es Foren, in denen man sich tummeln kann. Es gibt auch öffentliche Foren, in denen man gemeinsam mit allen anderen Mitgliedern seine Zeit verschwenden kann.

Ich kann mich also ganz schön lange mit Hilfe der *Sklavenzentrale* vom Arbeiten abhalten. Und im Anschluss noch mal bei *Lustschmerz* (www.lustschmerz.de) vorbeischauen. Wie lenken sich denn bloß die armen Vanillas von der Arbeit ab? Nach *Lustschmerz* klicke ich das lesbische *Lesarion* (www.lesarion.de) an. Und dann dieses Forum für Polyamore (www.polyamore.de). Danach das für Bisexuelle (www.bine.net).

Zum Glück bin ich so multipervers. Sonst gäbe es kein Entkommen vor Laura und ihrem Striemenmantel. Aber was mache ich, wenn ich die Bisexuellen durchhabe? Vielleicht gibt es ja auch Foren für nicht schreibende Autoren, für Milchschaum-Coabhängige, für Radieschenhasser und Olivenölfetischisten?

»Denken ist die Arbeit des Intellekts,
Träumen sein Vergnügen.«
VICTOR HUGO

GRUND NR. 5

Weil wir Teil einer Subkultur sind

Was mir meine devianten sexuellen Neigungen unter anderem so liebenswert macht, ist die Tatsache, dass ich durch sie endlich zu einer Subkultur gehöre.

Ich fand das Wort Subkultur schon immer faszinierend. Es hat etwas Wildes, Abgründiges, Verheißungsvolles, Rebellisches. Der Begriff *Kultur* lässt an Kunst denken, an Ästhetik, an Riten. Auch an etwas Gewachsenes, Ernstzunehmendes. An etwas, was fast schon Anspruch auf die Aussendung von Botschaftern in andere Kulturen hat. Die Vorsilbe *Sub* suggeriert, dass es sich bei dieser Kultur um eine tief- wenn nicht gar abgründige handelt. Leben im Untergrund, Unterwandern des Gängigen, das Brodeln unter der glatten Oberfläche. Wie verlockend. Aber früher waren immer nur die anderen Teil einer Subkultur, ich selbst passte nirgendwo rein. Denn es scheint Subkulturen auszuzeichnen, dass ihr Netz aus Normen, Verhaltenskodizes und Vorgaben an Erscheinungsbild und Gesinnung noch engmaschiger ist, als das der Hauptkultur.

Ich war vielleicht gedanklich durchaus radikal genug für linke Subkulturen, aber ich wollte mir nicht die Haare verfilzen und die T-Shirts batiken lassen. Ich hätte sowohl mein Denken als auch mein Äußeres in der Punkszene unterbringen können, aber ich trank zu wenig. Für die Hippies wiederum kiffte ich nicht genug. Den Lesben war ich zu bisexuell und den Schwulen zu weiblich. Die Skater wollten mich auf rollende Bretter zwingen und die Hip-Hopper zum andauernden Hören dieses komischen Sprechgesangs. Die Gruftis nötigten mich zum Tragen Albtraum verursachender Schmuckstücke. Nazis verbieten sich von selbst, Gaukler gibt's kaum noch und schwarz bin ich auch nicht.

Jetzt habe ich endlich doch noch meine Subkultur gefunden. Sie hat zwar auch gewisse Normen – zum Beispiel soll man möglichst viele schwarze Klamotten tragen –, aber im Grunde genommen genügt es ganz und gar, von Qualen und Erniedrigungen zu träumen und dabei geil zu werden. Besonders, wenn man ein hübsches, kluges Mädchen ist. Ich finde das toll, dass ich eine Subkultur gefunden habe, die so offen ist.

Mein Freund sagt, das läge daran, dass diese Subkultur gar keine Subkultur sei. Sadomasochisten pflegten eine besondere Fasson von Sex, aber den Rest ihres Lebens würden sie doch in der herrschenden Kultur fristen. In ganz normalen Bürojobs, Kegelclubs, Urlaubssilos und so weiter. Ich widerspreche ihm in diesem Punkt vehement. Denn es gibt durchaus SMer, die ihr ganzes Leben dem Thema ihrer Lust widmen, die mit dem Verfassen sadomasochistischer Texte oder dem Entwerfen von Korsetts ihren Lebensunterhalt bestreiten, die außerdem in Wohngemeinschaften mit anderen SMern wohnen und quasi ihr gesamtes soziales Netz aus der sadomasochistischen Szene rekrutieren. Gut, sagt mein Freund, aber das sei doch nicht normal! Natürlich nicht, entgegne ich, sonst wäre es ja auch keine Subkultur!

Wobei die Vorsilbe *Sub* übrigens, wie ich inzwischen weiß, von Submission kommt und das Wort *Kultur* von Kult, also Anbetung.

»Ohne Abweichung von der Norm ist Fortschritt nicht möglich.«
FRANK ZAPPA

Grund Nr. 6

Weil wir all diese peinlichen Situationen genießen können

Als ich etwas später die Treppen zu unserer Wohnung hinaufgehe, mit Handtasche, Laptoptasche und Einkaufstüten beladen, stolpere ich irgendwie über meine eigenen Füße. Das passiert mir öfter mal. Und zufällig kommt Mona mir gerade entgegen. Das passiert in solchen Momenten auch öfter mal. Ich lande direkt vor ihren Füßen auf den Stufen, während Gemüse, Milchschäumer, aufgeplatzte Milchtüte und Olivenöl sich wieder auf den Weg nach unten machen. Mona bricht in schallendes Gelächter aus. Wie peinlich, denke ich, und: wie geil.

Mona sagt, dafür könnten wir submissiven Menschen dankbar sein. Situationen, die bei anderen einfach nur den Wunsch auslösen, im Erdboden zu versinken, wirken bei uns sexuell stimulierend. Aber das ist natürlich Blödsinn. Das funktioniert nur, wenn der Zeuge unserer Schmach unser Top ist. Wir stehen ganz und gar nicht darauf, beim Zuschnell- oder Schwarzfahren erwischt zu werden, uns beim ersten Date Tomatensauce über den weißen Pullover zu kleckern und Kräuter zwischen den Zähnen zu haben, bei einer Party dezent von jemandem darauf hingewiesen zu werden, dass unser Hosenschlitz schon eine ganze Weile lang offen steht, wir vergessen haben, uns das linke Auge zu schminken oder gerade der Gastgeberin auf die Stiefeletten gekotzt haben.

Wir sind nämlich gar nicht immer nur submissive Menschen. Wir sind manchmal etwas ganz anderes. Ich zum Beispiel bin ziemlich oft einfach nur Lotte.

»Alle elementare Komik gründet sich darauf, dass der Mensch in einer lächerlichen und peinlichen Lage handeln muss.«
Charles Chaplin

Grund Nr. 7

Weil wir eigene Friseure haben

»Waaaaas?« Tom rauft sich die Haare. »Seit wann haben wir eigene Friseure? Und was, um Gottes Willen, sollen wir mit eigenen Friseuren anfangen?«

Tom sollte mich definitiv öfter ausreden lassen. Weil ich das so ja gar nicht gemeint habe. Ich wollte nur sagen, dass wir nicht zu irgendeinem Friseur gehen. Sondern zu diesem süßen schwulen, dominanten Friseur, zu dem alle queeren Sadomasochisten gehen. Genauso wie wir nicht zu irgendeinem Therapeuten gehen, sondern zu einem (der wenigen) szenebekannten und -vertrauten.

Tom kauft sogar seine Anzüge nicht irgendwo, sondern in der Boutique eines Paares, das wir aus der Szene kennen. Und lässt sich mit seinen Steuererklärungen von einer masochistischen Frau helfen, die quasi die gesamte Szene diesbezüglich betreut. Und Kai verbringt einen Großteil seiner Freizeit damit, die Computer unserer Lustgenossen auf Vordermann zu bringen.

Das gehört eben zum Leben in einer Subkultur dazu.

»Asche aufs Haupt streuen
macht die Frisur interessant.«
Manfred Hinrich

Grund Nr. 8

Weil wir weniger Personalschwierigkeiten haben

Wenn wir Partys veranstalten, engagieren wir natürlich Servicekräfte aus der Szene, die dafür kein Geld, aber Schläge bekommen. Wir waren kürzlich bei Matthias zum Essen eingeladen, gemeinsam mit ungefähr zehn weiteren Personen. Matthias hatte ein vorzügliches Menü gekocht und war trotzdem völlig entspannt, weil er nämlich nicht allein gekocht hatte, sondern zusammen mit Miriam und Suna.

Miriam und Suna sind sehr hübsch anzusehen, ganz besonders, wenn sie nichts weiter als weiße Schürzen und Halsbänder tragen. Damit das Kochen nicht in Arbeit ausartete, unterbrach Matthias es immer wieder, um einer der beiden mit Kochlöffel oder Butterbrett den Hintern zu versohlen. Oder sie sich gegenseitig Chili von der Möse lecken zu lassen.

Nicht nur für Matthias, auch für uns Gäste war die Anwesenheit des Service-Personals äußerst angenehm. Ich bin selten in einem Restaurant so zuvorkommend bedient worden. Immerzu wechselten Miriam und Suna Teller und Aschenbecher aus, füllten Gläser und Krüge, lächelten dabei in einem fort, knicksten brav und murmelten Dankeschöns und Entschuldigungen. Man durfte sie anfassen, wenn man wollte, sie in ihre Nippel kneifen, ihnen auf den Po hauen oder zwischen die Beine greifen. Das hat wirklich Spaß gemacht. Und war äußerst bequem.

»Personalführung ist die Kunst, den Mitarbeiter so schnell über den Tisch zu ziehen, dass er die Reibungshitze als Nestwärme empfindet.«
Unbekannt

Grund Nr. 9

Weil wir unsere bösen Gefühle nicht ignorieren

Ich liege über Toms Knien und färbe mich rot. Untenrum, hinterrücks. Toms Hand klatscht immer wieder auf meinen wackelnden Arsch, der dann zuckt und versucht, sich aus der Schusslinie zu bringen, nur um sich ein paar Millisekunden später wieder freudig emporgestreckt anzubieten. Dann liege ich nicht mehr über Toms Knien, sondern vor ihm auf dem Bett. Ich höre ihn seine Gürtelschnalle öffnen, ich spüre, wie sie mich brennend trifft. Und wie kurz darauf Tom seinen Schwanz in mich stößt.

Etwas später kuscheln wir uns unter der Bettdecke aneinander, er haucht Küsse in mein Kopfhaar, ich in sein Brusthaar.

Vor einer guten Stunde hatten wir uns noch angeschrien. Weil das doch unser gemeinsamer Abend werden sollte. Und plötzlich muss Tom sich mit Martin treffen. Nur ganz kurz, was dann doch Stunden dauerte, während derer ich allein zu Hause hockte und mich von Karton zu Karton wühlte auf der Suche nach Büchern. Mona und Kai waren weg (weil das ja ein Tom/Lotte-Mona/Kai-Abend werden sollte), Freundinnen ohne funktionierenden Telefonanschluss nicht kontaktierbar, genauso wenig wie der Krisennotdienst oder wenigstens Mama.

»Das ist doch toll, dass du sadistisch bist!«, sage ich jetzt zu Tom. »Wenn du wütend bist, kannst du mich einfach schlagen, bis deine Wut verpufft ist und meine in Erregung umschlägt.« Tom schüttelt den Kopf. So funktioniere das nicht, sagt er. Die Geilheit aller Beteiligten sei ein guter Grund zu schlagen, ebenso wie das faszinierend-diffuse Machtkonstrukt, welches von den Hieben errichtet werde. Wut hingegen sei kein guter Grund. Er hatte das einmal mit seiner Exfreundin probiert. Es hat sich vorher schlecht angefühlt, war währenddessen nicht besser und am Ende richtig schlimm geworden. Erst war er wütend auf sie, dann wütend auf sich selbst, weil ihm das Schlagen keinen Gewinn verschaffte, und danach hatte er ein elend schlechtes Gewissen.

Ich widerspreche ihm. Mona hat mir nämlich einmal davon erzählt, wie sich böse Gefühle in ihr anstauen, den Tag, vielleicht auch die Woche über. Klar kann man dann schreien, Türen in Schlösser und Telefone auf Hörer knallen, es ist auch okay, sein Buch gegen die Wand zu donnern oder den Kopf gegen die Matratze. Und man kann natürlich Joggen gehen oder sogar zum Boxen. Aber das hilft Mona nicht wirklich. Sie braucht es manchmal, weh zu tun, Folgen zu hinterlassen, sich einzuprägen. Sie will ihre zerstörerische Energie außerhalb ihrer selbst leuchten sehen, als die Wunde, die in ihr war und die jetzt von einem zauberhaften Gegenüber in Lust umgedeutet wird. Und sie liebt diesen Zustand, wenn sie sich alles Harte aus dem Leib geprügelt hat und plötzlich ganz weich wird, Zärtlichkeit und Schmusigkeit in Reinform.

So ähnlich ist das auch bei Tom, bloß anders. Er sagt, er spüre die destruktiven Kräfte, über die Mona spricht, gar nicht im Alltag. Er habe gelernt, Frauen auf Händen zu tragen und seine Stimme nicht zu erheben. Sein Beruf sei es, Konflikte friedlich zu lösen. Er ist das dritte von fünf Kindern. Er hat gelernt, zu vermitteln, Kompromisse einzugehen. Er ist nicht böse. Er würde niemals eine Frau schänden. Erst, wenn sich ihm eine nahezu aufdrängt, wenn sie darum bettelt, missbraucht zu werden, spürt er die Lust am Bösesein sich in ihm entfalten.

Und dann, wenn er schlägt, wenn er quält, wenn er sich gibt, was er braucht, dann merkt er plötzlich, dass er auch das ist, der aggressive, egoistische, brutale, grausame Mann, der sich nimmt, was er will, ohne Rücksicht zu nehmen. Es bringt ihn mit sich selbst in Kontakt und in Frieden, sich selbst so zu erleben. Danach liegt er wirklich handzahm in meinem Arm.

»Es ist besser, im Zorn zu kommen und in Frieden zu gehen,
als in Frieden zu kommen und im Zorn zu gehen.«
WOLFGANG J. REUS

Grund Nr. 10

Weil wir unseren eigenen Macken Aufmerksamkeit entgegenbringen

Tom schnarcht bereits leise in meine Armbeuge und ich frage mich, ob alle Menschen so oft überlegen, ob sie ihre Wut auf was auch immer in ihre Beziehungen und ihre Betten tragen. Ob sie treten, weil sie selbst so oft getreten wurden. Ob ihre Dominanz die einzige Möglichkeit für sie ist, ihr eigenes Vergnügen über, oder wenigstens neben statt immer bloß unter, das der anderen zu stellen. Ob der Thron der einzige Ort ist, an dem sie genügend Kontrolle abgeben und ausreichend die Fassung verlieren können, um es zum Höhepunkt zu schaffen. Fragen sich alle Menschen so etwas oder ist das eher typisch für Tops?

So, wie sich Bottoms vielleicht fragen, ob sie sich jetzt gerade wirklich nur schlagen lassen, weil es geil ist, oder eher, damit Dämme in ihnen einbrechen und sie endlich weinen können. Oder, weil sie glauben, bestraft werden zu müssen für absurde Verfehlungen. Weil sie nie fleißig genug Klavier spielen geübt haben, der Mutter Migräne beschert, dem Vater mit sechzehn das Auto demoliert, die kleine Schwester per Puppe ohnmächtig geschlagen haben. Weil sie denken, der Liebe nur dann wert zu sein, wenn sie sie sich durch Leid und Gehorsam verdienen.

Denken SMer mehr über ihre destruktiven Gefühle nach, über die Frage, ob sie ganz normal verrückt oder schon fast pathologisch gestört sind, ob ihre Beziehungen auf gesunde Weise konfliktreich oder einfach nur zerstörerisch sind?

Die Erkenntnis, dass ich nicht ganz normal bin, begleitet mich, seit ich denken kann. Bei Doktorspielen waren die anderen ausschließlich auf Genitalien fixiert, während ich auf Klapse auf Popos aus war.

Später träumten die anderen Mädchen von muskulösen Jungs, die sie ganz einfühlsam am Strand im Sonnenuntergang flachlegten. Ich hingegen hatte Bilder im Kopf von Kerlen, die mich schlugen und erniedrigten, bevor sie mich fickten. Die Bilder brachten mir Orgasmen ein und die Angst, wahnsinnig zu sein. Ich zog mich manchmal für Wochen aus der Realität zurück in Träumereien von Internaten voll strenger Lehrerinnen. Ich verstand nicht, was mich so unglaublich gefangen nahm an diesen Fantasien, nicht einmal, dass sie sexuell konnotiert waren, aber ich begriff, dass ich hierdurch den Bereich des Normalen definitiv verließ.

Inzwischen weiß ich, dass es keine Normalität gibt und schon gar nicht als erstrebenswerten Zustand, ich weiß außerdem, dass an meinen sadomasochistischen Sehnsüchten nichts verrückt ist und ich damit erst recht nicht allein bin. Aber das Misstrauen gegenüber meinen Gefühlen, die Angst vor mir selbst und dem, was in mir im Verborgenen heranwachsen könnte, ist geblieben. Weshalb ich regelmäßig mein eigenes Verhalten, meine Emotionen, meine Beziehungen kritisch hinterfrage. Und dabei zu den obskursten Ergebnissen komme, wie Tom behauptet. Um mir im Anschluss minutenlang Namen von uns bekannten SMern aufzuzählen, die mit Sicherheit weder an sich selbst zweifeln noch sich mit irgendetwas kritisch gedanklich beschäftigen. Aber dafür kann ich nichts.

»Wenn es nur eine Wahrheit gäbe,
könnte man nicht hundert Bilder über
das selbe Thema malen.«
Pablo Picasso

KAPITEL ZWEI

DAS JOCH DER ARBEIT UND SEINE REIZE

Grund Nr. 11

Weil wir die hohe Kunst des Dienens beherrschen

Es muss so gegen acht sein, als ich mein rechtes Auge einen Spaltbreit öffne. Ich sehe nichts außer dem roten Stoff des Lakens. Ich probiere es mit dem linken Auge. Es zeigt sich der Rest des Bettes, ein Stückchen Zimmer und kein Mann. Dafür morgendliche Geräusche aus Küche und Bad. Dann nähern sich Schritte – die meines Freundes, ich erkenne sie. Im Anzug, die Krawatte lose um den Hals hängend, den Kanzlei-Stress bereits vor Augen. Ein Kuss auf meine Stirn, meinen Mund. Wie gut er riecht. »Schatz«, sagt er, »ich muss los. Deine Herrin hätte gerne einen Kaffee ans Bett gebracht und zwar flott.«

Mist. Ich war zu langsam. Ich hätte drei Minuten früher wach werden und nach ihm rufen sollen. Eine angenehme Begleiterscheinung von SM ist: Man kann sich nach Strich und Faden bedienen lassen. Der Nachteil dabei: Wo einer bedient wird, muss auch einer dienen. Die Frage ist nun: Wer macht was? Das wird permanent neu ausgehandelt.

Natürlich diene ich meiner Herrin, wenn sie mit mir spielt, selbstverständlich kommandiert sie mich schamlos durch die Gegend und ich tanze im Akkord nach ihrer Pfeife. Aber dann gibt es diese vielen, vielen Situationen, in denen ich gefesselt, geschwächt, angebunden, hilflos gemacht, völlig erschöpft oder ziemlich erschlagen bin. Dann werde ich von meiner Herrin bedient. Möchtest du etwas trinken, fragt sie, ich nicke schwach und sie rennt. Luft, hauche ich, sie reißt die Fenster auf. Ich lasse den Kopf kreisen, sie massiert mir meinen Nacken. Frierst du, fragt sie, mich in Decken wickelnd. Geht es dir gut, kann ich etwas für dich tun.

Was das Dienen und Bedientwerden im Spiel anbelangt, bestehen also gute Chancen auf ein Patt. Außerhalb des Spiels heißt es wachsam sein, denn in der Beziehung, die Mona und ich pflegen, kann jederzeit und völlig unvermutet eine das Spiel eröffnen. Das bedeutet: Ist meine Herrin morgens schneller als ich, schickt sie mir in knallharter Formulierung den Befehl zur Kaffeelieferung über einen unserer Männer. Bin ich schneller, schaffe ich es, ihr über unsere Boten mitteilen zu lassen, ich läge süß und schläfrig und ziemlich erschöpft in den Kissen und fühlte mich zu schwach, mir einen Kaffee zu holen. Das weckt fürsorgliche Umhegungsinstinkte in ihr.

Sicher muss niemand auf das Spielangebot der anderen einsteigen. Ich könnte meiner Herrin jetzt gerade beispielsweise ausrichten lassen, ich sei müde und nicht an halbgaren Spielchen interessiert, sie solle doch so lieb sein, sich selbst in die Küche zu bewegen. Stattdessen stehe ich seufzend, aber zufrieden auf, denn: Einem geliebten Menschen zu dienen, kann doch so schön sein!

»Dienen ist Geben und der erste Schritt zum Empfangen.«
Irina Rauthmann

Grund Nr. 12

Weil wir so einfach frische Freunde finden

Anderthalb Stunden später sind die anderen alle aus dem Haus auf dem Weg zur Arbeit. Ich werde heute auch extrem fleißig sein. Gerade mal zehn Uhr und ich sitze schon am Schreibtisch. (Also auf dem Balkon, aber mit Laptop). Bin allerdings noch etwas müde, relativ unkonzentriert demzufolge, muss mich erst einmal sammeln. Checke zu diesem Zweck meine Mails. Corinna schreibt aus Hamburg und ist ganz euphorisch. Das freut mich sehr, weil ich mir noch vor gut einer Woche bei einem abendlichen Telefonat eine Rotweinflasche lang ihr Geschluchze über ihr tristes neues Leben angehört habe.

Corinna ist aus beruflichen Gründen von Berlin nach Hamburg gezogen, wo sie kaum jemanden kannte. Die ersten paar Tage hing sie also nach dem anstrengenden, aufregenden, aufreibenden Arbeitstag mutterseelenallein in ihrer neuen, kaum eingerichteten Wohnung zwischen Kisten und Kartons und fühlte sich elend. Das sei doch kein Leben, jammerte sie, nicht einmal der Fernseher würde funktionieren, von ihrem DSL-Anschluss ganz zu schweigen. Die Gegend, in der sie wohnte, war öde, weil sie auf die Schnelle nichts Besseres gefunden hatte, und die einsamen Abende eine Qual.

Jetzt hat sich der Wind schlagartig um hundertachtzig Grad gedreht. Corinna hat das Glück, nicht nur Lesbe, sondern auch Sadomasochistin zu sein. Sie hat innerhalb von einer Woche zwei SM-Stammtische aufgesucht, einen für Frauen, einen gemischten und dabei Schlag auf Schlag ein ganzes Arsenal kümmerungswilliger Gleichgesexter aufgetan. Zwei Frauen mit Dreitagebart haben ihr geholfen, ihr Hochbett zu bauen, eine süße Langhaarige hat eine noch süßere Freundin, in deren kommoder St-Pauli-Sechser-WG demnächst ein Zimmer frei wird mit schon bezugsfertigem Hochbett, ein charmanter Kerl mit Anzugfaible hat ihr die besten Märkte, Bioläden und Haushaltswarengeschäfte der Stadt gezeigt, von einem etwas älteren Herren weiß sie jetzt, wo es die billigsten Tequilas und die besten Spaghetti Arrabiata der Stadt gibt und quasi jeden Abend finden Stammtische, Playparties, Geburtstagsfeste, erotische Abendessen, Veranstaltungsvorbereitungsmeetings etc. statt.

Corinna ist also total im Freizeitstress und kommt zu nichts anderem mehr. Zum Glück ist ihr ein süßes Mädchen zugelaufen, das feucht wird, wenn es ihre Kisten auspacken darf und ihr gerade die Füße massiert, während sie mir schreibt.

»Und wenn wir die ganze Welt durchreisen, um das Schöne zu finden: Wir müssen es in uns tragen, sonst finden wir es nicht.«

RALPH WALDO EMERSON

Grund Nr. 13

Weil wir nie mehr allein sein müssen

Das ist überhaupt ein immenser Vorteil des sadomasochistischen Daseins: Wir sind Wenige und demzufolge nicht von der Vereinzelung betroffen, die nach dem gemächlichen Absterben der familiär-dörflichen Strukturen im 21. Jahrhundert das gesamte Global Village bedroht. Wir fühlen uns unser gesamtes Leben lang irgendwie immer anders und irgendwie ständig allein, bis wir kapieren, dass es auch andere gibt, die so sind wie wir, und ab dem Moment können wir von denen nicht genug kriegen.

In Berlin kann man sich wunderbarerweise wirklich fast jeden Abend mit vertrauten Menschen vergnügen, ohne tatsächlich Freunde zu haben. Es gibt Stammtische, die monatlich, vierzehntägig, wöchentlich stattfinden. Für den gemeinen SMer, für den queeren SMer, für den sich als Frau definierenden SMer, für Trans-SMer, für SMer, die auf Latex stehen und solche, die Korsetts mögen, für SMer mit Faible für Age-Plays oder auch Pet-Plays, für SMer, die sich als Künstler sehen und solche, die freiberuflich arbeiten, für Profi-SMer, die mit ihrer Lust ihr Geld verdienen und für SMer, die gar kein Geld verdienen, weil sie dafür neben ihrem ausufernden Privatleben keine Zeit mehr haben und so weiter und so fort.

Davon abgesehen finden jedes Wochenende jede Menge Partys statt, aber auch unter der Woche sind einschlägige Bars und Clubs geöffnet, an deren Tresen man sicher bekannte oder nach Bekanntschaft gierende Wesen trifft und vielleicht findet sich in dem einen oder anderen Verließ sogar ein nach Aufmerksamkeit heischendes Opfer[2].

Falls man nun SMer ist, aber nicht in Berlin oder Hamburg oder Köln oder München wohnt, was ja durchaus vorkommen soll, dann braucht man sich trotzdem keine Sorgen um seine sozialen Kontakte zu machen, weil das Netz der SM-Stammtische und -Clubs sich inzwischen ziemlich engmaschig über die gesamte Republik gelegt hat. Und außerdem gibt es ja auch noch all die schönen Foren, in denen man sich gut und gerne stunden- und tagelang aufhalten und wo man ganze Festplatten voller Freunde generieren kann. Manche von denen wohnen dann vielleicht sogar in Berlin oder Hamburg oder Köln oder München. Dann kann man sich jedes Wochenende nach Büroschluss ins Auto respektive den Zug werfen und ein paar Hundert Kilometer in kribbelig-wohliger Vorfreude durch die Republik juckeln, um sich das schlaflose Wochenende in einer der großen Städte um die Ohren zu schlagen. Und die fünf Tage dazwischen überbrückt man im Netz.

»Was habe ich davon, unzählige Menschen zu kennen, wenn die mir alle auf die Nerven gehen?«, fragt mich Tom. Aber das ist hier nicht der richtige Ort, um über die Kontaktschwierigkeiten meines misanthropischen Freundes zu fabulieren.

»Ich wollte ebenso gern für mich
allein plaudern als für mich allein trinken.«
GOTTHOLD EPHRAIM LESSING

Grund Nr. 14

Weil wir Machtwissen besitzen

Das einzige Problem, das meine Freundin Corinna jetzt noch mit ihrem neuen Hamburger Leben hat, ist ihr Chef. Er sei ein machtgieriger Egozentriker, der sich mit jungen Frauen umgäbe, weil er glaube, diese seien erstens nicht in der Lage, an seiner beruflichen Allmacht zu rütteln, und könnten außerdem sein Gefühl für seine sexuelle Übermacht durch altersangemessenes Anhimmeln steigern.

Corinna findet beides blöd. Und ist genervt, wenn er im Auto bei einer Vollbremsung seinen freien Arm vor sie hält, als könne er sie so schützen bei einem Aufprall auf der Autobahn. Oder wenn er seine Brille mit dieser bestimmte Geste von der Nase nimmt im Gespräch und dadurch signalisiert: Ich lasse dich jetzt nur noch aus Höflichkeit weiterreden, aber ich ziehe meine Aufmerksamkeit aus diesem Gespräch ab. Oder wenn er sich in der Kantine so breitbeinig hinsetzt, wie es nur eben geht, ohne prollig zu wirken dabei, bloß um ein Mehr an Raum zu beanspruchen für sein gewaltiges Ich. Oder wenn er ganz sanft ihr die Hand auf den Rücken legt, während er sie vor sich in den Fahrstuhl einsteigen lässt. So, als schubse, stoße, triebe er sie voran, dahin, wo er sie haben will.

Es liegt auf der Hand: SMer sind Machtspezialisten. Wir wissen, wie wir sie kriegen, wir wissen, wie sie sich anfühlt, wir wissen, wie wir sie meiden und wir erkennen sie von fern. Die kleinen Augenblicke der All- oder Ohnmacht. Wir haben Foucault gelesen oder uns von ihm erzählen lassen. Wir wissen, dass Macht ein Netz ist, das sich über den gesamten sozialen Raum spannt. Schwierig, zu kommunizieren, ohne sich im Kräftefeld der Macht zu befinden. Sich darin zu bewegen. Zu positionieren. Zu kämpfen. Zu verändern. Wir haben einen speziellen Spürsinn für all die Gesten, die Macht manifestieren. Sogar für die ganz kleinen.

Dein Blick, der auf mir ruht, mich somit zum Objekt deklassiert und dich zum Gutachter befördert.

Wie du sagst: Ich bin stolz auf dich und mich klein machst dabei, oder: Ich bin enttäuscht von dir. So oder so bist du die Instanz, die wertet, bewertet, die urteilt und verurteilt, die klassifizieren kann und ich bin das Material, das du stempelst, labelst, einordnest, bezeichnest.

Wie überall Macht ausgeübt wird durch das Einordnen in Ränge, Klassen, Kategorien, Definitionen. Wie mit den Gruppen und Bezeichnungen gelockt und gedroht wird. Wie wir strampeln und kämpfen, um ein bestimmtes Label zu bekommen und ein anderes nicht, um uns einem gewissen Kreis zugehörig zu fühlen und einem anderen nicht. Deine ganz persönliche Lustsklavin zu sein, dein absolutes Lieblingsfickstück und auf keinen Fall eine für manchmal und zwischendurch. Persönliche Assistentin werden, Teamleiterin, Projektleiterin, Künstlerin, Doktorin, Professorin, Ehefrau, beste Freundin, Stammkundin, persönlicher Friseur, Klassenbeste, Jahrgangsbeste, Gold oder Silber, auf keinen Fall Hartz IV, arbeitslos, ungelernt, eine Bekannte, eine lockere Freundin.

Und wie ausgeliefert wir sind, stecken wir erst einmal in der jeweiligen Kategorie, Gruppe, Klasse fest. Weil wir jetzt nicht mehr wegkommen, wegwollen. Weil jetzt bekannt ist, wo wir wer wann und wie sind. Weil es bereits bestehende Strukturen gibt, um eine, wie wir es jetzt sind, zu händeln.

Wie du Macht über mich ausübst, indem du mich zu leisten zwingst, während du selbst jenseits allen Leistens stehst. Wie ich mich schön mache für dich, wie ich lerne, auf High Heels zu gehen und mir einen Lidstrich zu ziehen. Wie ich mich daran gewöhne, die Beine im Rock zusammenzudrücken und das Frösteln an den nackten Füßen zu ignorieren. Wie ich mir selbst mit Rasierern, Cremes und Wachs zu Leibe rücke, um mir das Fell zu scheren für dich. Wie ich mir Mühe gebe, dich zu unterhalten, ein interessantes Abendprogramm zusammenzustellen, einen guten Wein auszuwählen, das richtige Restaurant vorzuschlagen, kluge Konversation zu führen und amüsant zu sein dabei. Wie ich mir Mühe gebe, all das zu tun, während du einfach nur du bist.

Wie du Begehrlichkeiten in mir weckst, ohne selbst begehrend zu werden und mich dadurch ganz fest an dein Gängelband schnallst.

Wie du mich strafst und belohnst und dabei unberechenbar bist und nicht einschätzbar.

Wie du mich kontrollierst. Meine Lust, meine Kontakte, was ich tue, sage, denke und fühle sogar. Wie du selbst meine Träume schriftlich niedergeschrieben vorgelegt bekommen willst. Wie du forderst, dass ich mich erkläre, dass ich transparent und begreifbar werde.

Du musst das nicht immer tun. Du musst es nur ab und an und unvorhersehbar tun. Dann internalisiere ich diese kontrollierende Instanz und fühle mich sichtbar, auch wenn keiner hinsieht.[1]

Das alles wissen wir und wir wissen auch: Dauerhaft unterwerfen lässt sich nur, wer unterworfen werden will.

Wir erfahren am eigenen Leib die Richtigkeit von Foucaults Unterscheidung zwischen Herrschaft und Macht.[2] Herrschaft interessiert uns nicht, denn sie bezeichnet das Unterdrücken und Unterdrücktwerden in festgefahrenen, statisch hierarchischen Strukturen, die immer schon vor den jeweiligen Menschen da gewesen sind. Herrschaft wird in der Sklaverei ausgeübt, in der Gefangenschaft. In der Herrschaft bewegt sich nichts, wird Macht nicht emotional angenommen und genossen. Die Geste des Kniens ist leer. Aber wenn ich meinen Kopf senke, weil ich gerade jetzt, in diesem Augenblick beschlossen habe, mich dir zu ergeben, dann sind wir trunken von Macht.

Und *Macht kann nur über »freie Subjekte« ausgeübt werden.* Macht bedeutet nicht, den Ohnmächtigen zu zwingen, sondern den freien, selbstbestimmten Handlungsfähigen dazu zu bringen, eine Handlung auszuführen und eine andere zu unterlassen. Sich hinzugeben beispielsweise und auf Widerstand (der durchaus erfolgreich sein könnte) zu verzichten. Den König spielen immer die anderen und den aufschauenden Blick bekommt man nicht durch Selbsterhöhung, sondern durch die freiwillige Unterwerfung der Anderen. Die Verehrung lässt den Verehrten erst wachsen. Der Sockel, auf dem du drüberstehst, ist der freiwillig gebeugte Rücken des sich willig Ergebenden.

Soviel zur Theorie. Auf meine Frage, wie sie sich denn praktisch dem herrschsüchtigen Wesen ihres Chefs zu erwehren gedenkt, weiß Corinna keine Antwort. Allerdings hat sie den Eindruck, dass er sie bereits deutlich zurückhaltender behandelt. Allein ihr Wissen um sein Tun scheint sie zu schützen.

Tom behauptete übrigens, das alles sei Quatsch. Der gemeine SMer hätte keinen Schimmer, sagt er, wer Foucault sei und auch kein Interesse daran, das Gros der Sadomasochisten gäbe sich mit gefühlsarmen, aber wirkungsstarken Gesten der Unterwerfung und unleugbar spürbarem körperlichem Schmerz zufrieden und kümmere sich um die Gesellschaft als solche mit ihren Macht- und Herrschaftsstrukturen sowieso nicht.

Tom hat manchmal einen etwas düsteren Blick auf unsere erotischen Genossen.

»Macht beginnt mit der Macht über sich selbst.«
ALFRED SELACHER

Grund Nr. 15

Weil wir gewisse Bildungsgüter fleißig in uns aufsaugen

Manchmal lenkt praktizierter Sadomasochismus im Studium ziemlich ab. Weil einem der Po weh tut, wenn man sich setzt und man demzufolge die nächsten neunzig Minuten in schwärmerischen Erinnerungen an die letzte Nacht schwelgt, statt sich auf die Worte des Lehrenden zu konzentrieren. Oder weil einen Kurzmitteilungen von Opfern, die über ihre gestriemte Haut schreiben, vollkommen aus dem Konzept bringen.

Andererseits verschlingt unsereins im Studium manche Autoren mit einer Gierigkeit, die bei den sexuell weniger devianten Kommilitonen so kaum zu finden ist. Was wir lieben, ist selbstredend Foucault, in all seinen Facetten. Wir wollen begreifen, was es auf sich hat mit diesem seltsamen Zustand der Macht, der uns so nachhaltig den Kopf verdreht. Und wir wollen gerne hören, dass es einen Unterschied gibt zwischen dem Stiefel im Gesicht, der uns gefällt, und seiner hässlichen Ausformung in politischer oder privater Unterdrückung. Aus demselben Grund verschlingen wir brav Derrida, mögen die Surrealisten, interessieren uns für die Umtriebe von Menschen wie Machiavelli, Napoleon und dem Sonnenkönig. Wir lesen Jünger, Baudelaire und Bataille, wir vertiefen uns ausgiebig in Marquis de Sade und die gesamte Libertinage mit ihrem atheistischen, amoralischen, auf Genuss und sexuelle Freiheit ausgerichteten Gedankengut.

Wir fragen bei der Lektüre all dieser Autoren erst in einem zweiten Schritt, ob sie uns unterhalten, einleuchten, erhellen. Zuvorderst lesen wir sie, weil sie uns von unserer eigenen Lust zu sprechen scheinen, wie peripher auch immer, und wir dürsten nach geschriebenen Worten über das Wesen unseres Begehrens.

»Die Kunst spiegelt in Wahrheit den Betrachter und nicht das Leben.«
Oscar Wilde

Grund Nr. 16

Weil wir mit Genuss Enid Blyton lesen können

Aus demselben Grund lesen wir im fast noch Kindesalter, sofern wir Mädchen sind oder solche, die es werden wollen, brav Enid Blytons Internatsgeschichten. Hanni, Nanni und Dolly vom ersten bis zum letzten Band.

Mag sein, dass uns die braven, gewissenhaften, freundlichen und allseits beliebten Protagonisten schon nach den ersten Kapiteln aggressiv machen. Möglich auch, dass die heile, moralinsaure und in erschreckend biederer Normalität verhaftete Internatswelt uns nach ein paar Seiten bereits unglaublich auf die Nerven geht. Gut denkbar, dass wir uns nach Gewaltorgien auf dem Pausenhof sehnen, nach heimlichem Rauchen auf den Toiletten, nach Drogenabsturz, Essstörungen und reihenweise Suizidversuchen, nach groß angelegten Revolten gegen die Lehrerschaft, gegen die Internatsleitung, gegen jegliche Autorität und den Militarismus, der dem Internatsleben eignet. Nach Jungs und Männern, die nachts vorbeikommen, nach lesbischem Sex, Sex mit den Lehrerinnen, Sex mit dem Gärtner.

Aber wir haben die Schinken nicht mit verächtlich verdrehten Augen unseren Eltern vor die Füße geworfen, sondern uns tapfer durchgequält. Weil es diese wenigen, wunderbaren Stellen gibt, in denen strenge, aber natürlich durch und durch gütige Lehrerinnen vom rechten Weg abgekommene Schülerinnen abkanzeln und strafen. Die Lehrerinnen lassen sich nicht zu hysterischem Gebrüll verleiten, wie ihre nervlich manchmal etwas angeschlagenen Genossinnen in der Realität es zuweilen tun, sondern sie bleiben ruhig, klar, unerbittlich.

Die Schülerinnen wiederum haben nicht Kaugummi kauend die Stöpsel von Handys oder iPods in den Ohren, während sie marihuanamüde den Lichtschalter anstarren, sondern sie sind kleinlaut, verschüchtert, zittrig und schuldbewusst.

Und im Grunde finden die jeweiligen Lehrerinnen die jeweiligen Schülerinnen toll und die Schülerinnen die Lehrerinnen sowieso.

Dafür halten wir durch.

»Nicht für die Schule,
sondern für das Leben lernen wir.«
SENECA DER JÜNGERE

Grund Nr. 17

Weil wir überhaupt einen relativ erotischen Alltag haben, wenn wir wollen

Ich werde mich jetzt nicht weiter mit Gedanken an Internatslehrerinnen und Libertins vom Schreiben abhalten lassen. Ich werde mir etwas zu trinken holen, und dann schreibe ich dieses Kapitel fertig.

In der Küche gieße ich erst Apfelsaft, dann Mineralwasser in ein Glas. Wobei mir unmittelbar ein heißer Schauer über den Rücken jagt. Vor zwei Wochen vielleicht hatte Mona, als ich in ihrer alten Wohnung zu ihren Füßen kniete, mir ein solches Glas voll Apfelsaftschorle ins Gesicht gekippt. Die plötzliche Brutalität dieser Geste hatte mir den Atem geraubt, der Saft meine Haut verklebt.

Sadomasochistische Erotik hat die erfreuliche Eigenschaft, sich dauerhaft durch die Wüsten des Alltags zu ziehen, wenn man es denn zulässt. Das liegt unter anderem daran, dass unsere Lust beim Nutzen der in einschlägigen Geschäften zu erstehenden Instrumentarien nicht haltmacht, sondern gnadenlos an sich völlig harmlose Alltagsgegenstände verknechtet. Was zur Folge hat, dass anschließend alltägliche Begegnungen mit eben diesen Gegenständen zu kleinen erotischen Bonbons im lustfreien Grau des täglichen Einerleis werden.

Wenn ich beispielsweise Kirschen esse, muss ich daran denken, wie Mona einst Kirschen in mir verschwinden ließ und anschließend wieder ans Tageslicht beförderte. Sehe ich bei meinen Eltern Wäscheklammern, die tatsächlich als solche genutzt werden, denke ich daran, wie ähnliche Klammern meine Brüste zierten, schon so oft.[5]

Das Bügelbrett erinnert mich daran, wie ich Toms Hemden gebügelt und es nie richtig gemacht habe, Putzmittel lassen mich an Putzorgien denken, Kochlöffel, Schuhspanner, Haarbürsten lösen gleichermaßen sehnsüchtiges Prickeln in mir aus, Kerzen sowieso und dornige Rosen erst recht. Ich liebe Tomaten, weil sie mich an das Gazpacho erinnern, das ich aus einem Napf bei einem Dinner von Freunden geschlürft habe, ich schätze Bananen, seit Mona meinen Mund mit einer solchen gevögelt hat, ich mochte meine alte Dusche, in der ich kauerte, während Tom sich über mir ergoss.

Und so weiter. Man kommt aus der lustvollen Verzückung gar nicht mehr heraus, wenn man einmal die Augen geöffnet hat. Man kommt gar nicht mehr zum Arbeiten.

»Alltag ist nur durch Wunder erträglich.«
MAX FRISCH

Grund Nr. 18

Weil es uns gibt

Man muss sich sehr konzentrieren, um sich nicht auf Sex zu konzentrieren, hat man sein alltägliches Umfeld derart vererotisiert. Und selbst, wenn es einem gelingt, sich nicht auf Sex zu konzentrieren, sondern auf das Verfassen eines Textes beispielsweise, kommt dabei nichts weiter als ein Text über Sex heraus.

Ein schwarzes Kuvert fiel durch den Briefschlitz. Er öffnete es mit zittrigen Händen. Er stach sich den Finger an einer Dorne blutig. Er fischte – vorsichtig jetzt, seine Gier zügelnd – einen Zettel aus dem Kuvert, auf dem in roter Tinte stand: Ich reibe meinen Erdbeermund an deiner weißen Seele wund.

Dabei fällt mir ein: Ich liebe nicht nur SM, ich liebe auch die Existenz einer sadomasochistischen Szene und deren weitgehende Salonfähigkeit. Gäbe es diese nicht, wäre es nämlich bedeutend schwerer für unsereins, an unseren sadomasochistischen Spaß zu gelangen.

Ich habe tatsächlich großes Mitgefühl mit meinen älteren Szenegenossen. In den Achtzigern tagte in Berlin ein SM-Gesprächskreis in den Räumen eines Selbsthilfezentrums, bis er dort hinausgeschmissen wurde. Es soll eine Richterin gegeben haben, die einen gewalttätigen Ehemann zur Teilnahme an eben diesem Gesprächskreis verdonnert hatte. Das kann ich alles nicht sonderlich sexy finden. Wo haben sich diese armen Seelen damals bloß verlustiert? Und wie haben sie sich gepaart? Wo haben sie ihren Konsumbedürfnissen gefrönt? Sicher, es ist durchaus amüsant, in einer Tierhandlung nach Hundeleinen zu suchen, aber manchmal sehnt man sich doch auch nach fachkundiger Beratung und etwas mehr Stil.

Wenn es keine sadomasochistische Szene und, damit einhergehend, keine sadomasochistische Literatur gäbe, dann müsste ich jetzt Bücher über Vanilla-Pärchen schreiben und mir große Mühe geben, ganz subtil auf irgendwelchen Metaebenen dezent, metaphorisch und bestenfalls dem Eingeweihten verständlich das Wesen meiner Lust einzuflechten. Ich fürchte, meine Sprache würde vor lauter Verkrampfung einem Magengeschwür erliegen und fortan nur noch zur Erklärung der Funktionsweise von Waschmaschinen taugen.

Und wie soll man denn bloß Traumpartner (fürs Leben, fürs Bett, für diese eine Nacht oder was auch immer) finden, wenn man keine Kontaktanzeigen aufgeben kann, in denen man jemanden sucht, der einem tüchtig den Arsch versohlt oder hechelnd die Füße leckt? Und mit wem sollte ich mich über die Höhen und Tiefen, Probleme, Verwirrungen, Abgründe und Hormonräusche dieser meiner Lust, die auch meine Lebensweise ist, austauschen, wenn ich mir nicht aus diverse Foren, Chats, Stammtischen, kulturellen Veranstaltungen und Partys diese illustre Runde aus wirklich guten und komplett perversen Freunden hätte herauspflücken können?

Es lebe die sadomasochistische Szene mit allem, was dazu gehört und ihrer stetig wachsenden Präsenz und es leben ihre tapferen Gründer! Ich werde heute Abend auf sie anstoßen.

»Der Alltag der meisten Menschen ist
stilles Heldentum in Raten.«
ANNA MAGNANI

Grund Nr. 19

Weil Weiblichkeit die sadomasochistische Lust nicht unerheblich prägt

Es drängt sich mir der möglicherweise vollkommen subjektiv an der Realität vorbeiempfundene Eindruck auf, dass Frauen, die sadomasochistisch leben und sich in irgendeiner Weise künstlerisch betätigen, ihre Lust und Sexualität öfter zum Thema oder zur Form ihrer Arbeit machen, als das bei ihren Vanilla-Genossinnen der Fall ist. Fragen Sie mich nicht, woran das liegt – ich würde sonst behaupten, sadomasochistisch lebende Frauen hätten prozentual betrachtet ein ungezwungeneres Verhältnis zum Sex. Das lässt sich allerdings nicht belegen, es könnte blanker Unfug sein.

Also bleibe ich dabei, festzuhalten, dass in sadomasochistischen Kreisen ziemlich viele Frauen sich künstlerisch der Lust nähern, was ein durchaus begrüßenswerter Vorgang ist. Wir brauchen ganz dringend ganz viele Frauenpornos, ob auf Papier oder DVD, wir brauchen weibliche Blicke auf weibliche Lüste, wenn weibliche Lust im Alltag der Lust präsent sein soll. Wie sollen Männer wissen, was wir wollen, fühlen, brauchen, können, wünschen, wenn wir es nicht ausdrücken?[6]

Und wie sollen wir selber Spaß haben an erotischer Kunst und Pornographie, wenn wir sie nicht selbst nach unseren Bedürfnissen und Geilheiten mitgestalten? Deswegen kann ich meine wertvolle Zeit auch nicht länger mit Träumereien vertrödeln, wo doch die Frauenlustbefreiungsbewegung auf meinen Roman wartet! Ich nähere mich wagemutig der Tastatur und schreibe tapfer:

Sie malte sich die Lippen mit Chanel dunkelrot. Erst die im Gesicht, dann die zwischen den Beinen. Sie tat das nicht für ihn. Bis er käme, würde längst wieder alles verschmiert sein. Sie tat das, weil es sie geil machte, den weichen, dicken Stift auf ihren warmen Schwellkörpern zu spüren, am Rande der glitschigen Öffnung und eindringlich auf ihrer harten Klit.

»Der Körper ist kostbar,
und unsere Lust ist es auch!«
Ariadne von Schirach

GRUND NR. 20

Weil wir sexuell offen sind

Ohne irgendjemandem auf den Schlips treten zu wollen, der nur mit selbigem bekleidet von Vanilla-Orgie zu Vanilla-Orgie springt, könnte ich mir durchaus vorstellen, dass der Sadomasochist als solcher rein durchschnittlich betrachtet eine überdurchschnittlich große Offenheit an den Tag legt, was sexuelle Dinge anbelangt. Das könnte damit zusammenhängen, dass uns unsere Sexualität präsenter ist, da sie durch ihr Abweichen vom Gängigen auf sich aufmerksam macht.

Oftmals fällt einem die Wichtigkeit von Dingen erst auf, wenn man Schwierigkeiten mit ihnen hat. Wessen sexuelle Erregbarkeit mit Schmerzen und Demütigungen zusammenhängt, der hat irgendwann Schwierigkeiten mit seiner Sexualität. Für gewöhnlich setzte ich mich gedanklich relativ wenig mit meinem kleinen Zeh auseinander, aber als er vor einem Jahr gebrochen war (was nichts mit SM zu tun hatte, echt nicht!), habe ich mich plötzlich ziemlich eingehend und ausführlich mit ihm beschäftigt. Ein Vanilla-Freund von mir sagte einmal, es sei mit Sex ähnlich wie mit dem Atmen: Solange es funktioniere, denke man nicht weiter darüber nach, wenn es ausbliebe, habe man ein Problem.

Das ist eine mir völlig fremde Sichtweise. Vielleicht, weil meine »Atmung« nie so funktioniert hat, wie die der anderen.

Wer seine Andersartigkeit und damit seine Identitätsansätze an seiner Sexualität festmacht, der denkt viel nach über selbige. Und auch über die der anderen. Wie das wohl ist, wenn man sich liebt, ohne sich zu schlagen.

Das mag dazu führen, dass wir öfter, länger, intensiver, ausführlicher und direkter über Sex sprechen. Mit unseren (Sexual-) Partnern, unseren Freunden, unseren Chatbekanntschaften, unseren Therapeuten. Dass wir Bücher lesen, in denen es um Sex, Lust, Orgasmen, weibliche Körper, männliche Körper, Sex allein,

Sex zu mehreren und so weiter geht. Dass wir selbst Bücher, Filme, Bilder, Lieder über all das produzieren. Dass wir Selbstbefriedigung als natürlich und als Gesprächsthema für salonfähig erachten, dass wir kein Problem haben, zu pinkeln, wenn uns einer dabei sieht, dass wir im Sommer keine Unterwäsche tragen, weil es erotischer ist, mehr zu spüren, dass wir neugierig gegenüber Phänomenen wie Swingerclubs, Sexparties, Darkrooms sind. Dass wir nicht kichern, wenn wir in einen Sexshop gehen, um eine Hunderterpackung Kondome zu kaufen. Dass wir nicht rot werden, wenn unser Lieblingsdildo aus unserer Tasche herauslugt. Das wir neben Kondomen auch Latex-Handschuhe, Dental Dams und Gleitgel als Geschlechtsverkehr-Grundausstattung in unseren Nachttischschubladen verstaut haben (im übertragenen Sinne natürlich, denn wir vögeln in der Regel nicht in Betten und besitzen in der Regel keine Nachttischschubladen.)

Dass wir Fisting, Analsex und riesige Dildos schätzen, anstatt uns den gewaltigen Lustgewinn, welcher in solchen sexuellen Spielarten liegt, vorzuenthalten aus Angst vor möglichen Schmerzen oder Erniedrigungen.

Dass wir die Verfolgung von sexueller Erfüllung als Grundrecht betrachten.

»Offenheit verdient immer Anerkennung.«
Otto von Bismarck

KAPITEL DREI

KLEIDER MACHEN BEUTE

Grund Nr. 21

Weil wir schwarze Klamotten tragen können, so oft wir wollen

Ich gehe heute Abend mit Mona auf eine Playparty. Vielleicht sollte ich mir schon mal ein passendes Outfit zurechtlegen. Ich kann mich ohnehin nicht auf meinen Roman konzentrieren, solange ich mein Outfit nicht in trockenen Tüchern habe. Es wäre zu dumm, wenn dieser Abend, auf den ich mich so lange gefreut habe, an meiner Garderobe scheitert. Und die arme Mona, die den ganzen Tag fleißig arbeitet, wäre so enttäuscht!

Ich werfe einen Blick in meinen Kleiderschrank. Alles schwarz, soweit ich sehen kann. Was mir keine Sorgen mehr bereitet. Seit ich mich als Sadomasochistin geoutet habe, fragen mich die Menschen viel seltener, ob ich Depressionen habe. Zu Schulzeiten waren sich meine Klassenkameraden, Lehrer und Eltern darin einig, dass ich entweder Grufti, wenn nicht gar Satanist, oder aber depressiv, vielleicht auch suizidal und in jedem Fall therapiebedürftig sei. Weil ich dauernd in Schwarz herumgelaufen bin. Auch bei schönstem Wetter. Ich mag eben schwarz und ich finde, es steht mir. Trotzdem habe ich mich zu Teenagerzeiten bemüht, mich dem Labelbedürfnis meiner Mitmenschen zu beugen und mich in der Gothic-Szene zu tummeln. Aber ich finde Totenschädel ekelig.

Jetzt ist allen klar, dass ich düster gefärbt durchs Leben schreite, weil eben meine Lust eine düstere ist. Wobei ich meine Lust eigentlich als gar nicht so düster empfinden kann. Und tatsächlich trägt der gemeine SMer entgegen der landläufigen Meinung nicht per definitionem schwarz. Ich gehöre zu den Ausnahmen. Aber keiner nervt mich deswegen.

»In der Nacht sind alle Kühe schwarz, auch die blonden.«
Karl Kraus

Grund Nr. 22

Weil wir überhaupt so furchtbar chice Fummel haben

Ich schlendere des Öfteren mit meiner Vanilla-Freundin Susanne über Flohmärkte und durch Secondhandläden. Wir haben beide ein Faible für abgedrehte, üppige, verruchte oder märchenhafte Klamotten. Für Korsagen, für Strapse, für Ballkleider und altmodische Gehröcke. Für Hütchen, Handschuhe und Stulpen. Für Glitzer und Glimmer, Strass, Perlen, gebrochene Spitzen und Krawatten in grellen Farben. Susanne probiert manchmal etwas an und sieht wirklich entzückend aus, aber dann seufzt sie: »Was soll ich damit, wann gehe ich schon mal zu einem Ball?«

Sie tut mir wirklich leid. Ich kaufe den ganzen Kram körbeweise, sofern er erschwinglich ist. Es macht solchen Spaß, sich aufregende Kostümierungen für Playpartys auszudenken. Klar, man kann Latex, Lack und Leder in Schwarz und hauteng tragen. Man kann aber auch als Knabe im Smoking erscheinen, um sich dann als Frau zu outen, indem man sich entblättert. Mann kann als Schulmädchen mit rot-weißem Faltenröckchen und roter Rose auf weißem Haarreif die Nacht beginnen, um sich im Laufe der Party zum Vamp im silbernen Paillettenkleid mit klirrenden Armreifen und schwerem Ohrgehänge zu mausern.

Ich liebe diese traumhaften Korsetts in den unterschiedlichsten Farben und Formen und Macharten, in die mich Mona schnürt, und ich liebe auch Schals und Tücher, die man sich um den Hals legt, um vorerst schön zu sein, und später damit gefesselt, gewürgt oder des Sehens beraubt zu werden.

Ich bin wirklich froh, kein armer Vanilla-Mensch zu sein, der tagein, tagaus in den immer selben Bluejeans, schwarzen Shirts, hübschen Röcken oder Anzügen durch sein Leben schlurfen muss, sofern er nicht Schauspieler ist oder irgendwelche anderen verrückten Sachen macht, die ich mir gerade nicht vorstellen kann.

Tom sagt, es seien ja nun auch wirklich nicht alle SMer so verkleidungswütig wie Mona und ich. Er selbst zum Beispiel trägt in der Regel einen dunklen Anzug mit weißem Hemd, wenn wir auf eine Party gehen. Und Kai geht meistens in Lederhosen und Muskelshirts. Selbst schuld.

»Chic ist, was uns steht, nicht was Mode ist.«
WALTRAUD PUZICHA

Grund Nr. 23

Weil wir zeigen

Mona und ich erreichen die queere Transgender-Sex-SM-Party, die Austragungsort unseres diesabendlichen Amüsements sein soll. Es bevölkern bereits erstaunlich viele bunte, quirlige Menschen die düsteren Hallen.

Ich trage eine schöne und ziemlich transparente Bluse in rot mit jeder Menge Rüschen, dazu ein äußerst kurzes Röckchen in Schwarz und rote Lack-Hacken. Ich trage das alles nicht sonderlich lange. Eine halbe Stunde Smalltalk und eine halbe Apfelsaftschorle bewältige ich bekleidet, danach entzieht Mona ihrem Gesprächspartner abrupt ihre Aufmerksamkeit, um mir quer durch den Raum zuzurufen: »Lotte, zieh dich doch mal aus, bitte!«

Eine solche Aufforderung, die in entsprechender Lautstärke vom einen Ende der Bar zum anderen geschickt wird, kommt dem Anwerfen einer ganzen Scheinwerferbatterie gleich.

Ich fühle mich seltsam gelähmt plötzlich. Es ist aber auch sonnenklar, dass ich Mona nicht in aller Öffentlichkeit den Gehorsam verweigern kann. Sie wäre enttäuscht, ernüchtert, beschämt, verletzt, traurig. Es liegt ein großer Vertrauensbeweis ihrerseits in ihrem Befehl. Also füge ich mich. Knöpfe das durchsichtige Blüschen auf und lasse es von der bloßen Haut gleiten. Jemand mit rosa Dauerwelle neben mir ist so freundlich, es mir abzunehmen und sorgfältig gefaltet auf einen Barhocker zu legen. Ich schäle mich aus dem Röckchen und reiche es der Dauerwelle. Ich verharre. Weil Mona ihre linke Augenbraue gefährlich hoch zieht und wir nicht erst seit gestern miteinander spielen, schlüpfe ich auch aus meinem Slip. Die Augenbraue bleibt, wo sie ist. Ich klettere aus meinen High Heels. Nichts mehr an meinem Leib jetzt, was eben diesen verbirgt, verschönt, verfremdet. Keine Stoffe, die sich schützend um meine Nacktheit legen und keine Accessoires, die meine Blöße in ein provokantes Sexversprechen verwandeln.

Ich bin ganz pur jetzt und das vor den Augen aller. Besonders vor denen Monas, die mir jetzt nahe kommt. Sehr nahe. So nah, dass ihr Atem meine Lippen wärmt. Während sie meinen Körper ignoriert und meine Nacktheit in meinem Blick sucht. Bevor sie sagt: »Abmarsch« und mit dem Kopf in Richtung der Spielräume weist. Die Art, in der sie mich an ein von der Decke hängendes Balkenkonstrukt fesselt, raubt mir das allerletzte bisschen Unsichtbarkeit. Meine Beine sind in der Luft so weit gespreizt, dass man wahrscheinlich selbst meine Gebärmutter erkennen kann. Ich spüre Monas Atem in mir, als sie zwischen meinen Beinen steht.

Dem Theaterwissenschaftler Jens Roselt[7] zufolge gibt es zwei Grundimpulse kulturellen Handelns: Der eine ist die Delophilie, die Zeigelust. Sie bezeichnet den Wunsch, sich auszudrücken, sich vor anderen zu inszenieren und so zu beeindrucken. Es ist ein uraltes, menschliches Bedürfnis, sich selbst zu präsentieren, damit ein anderer sagt: Ich sehe dich, so, wie du bist, und ich befinde dich für gut. So ein Urteil gibt Lebensberechtigung, Daseinserlaubnis.[8]

Allerdings funktioniert das nur, wenn wir dem anderen, dem wir uns fragend (um Daseins- und Soseins-Erlaubnis fragend) zeigen, die Fähigkeit zutrauen, über uns zu urteilen. Dazu muss er größer scheinen als wir selbst. Von einem Englischlehrer, dessen Englisch gebrochener ist als das unsere, würden wir schließlich auch keine Benotung akzeptieren wollen.

Deshalb erfüllen in religiösen Kulturen oftmals die jeweiligen Gottheiten in der Hauptsache die Aufgabe, unser wohlwollendes, uns abnickendes Publikum zu sein. Gott – egal, ob im Islam, im Christentum oder wo auch immer zu Hause – sieht alles, kennt uns wie keiner und wir helfen ihm bei seinem Uns-Durchschauen nach Kräften, indem wir ihm betend und beichtend von uns berichten[9].

Wo kein Gott mehr glaubhaft ist, wird die Qualität des Gegenübers gegebenenfalls durch Quantität ersetzt: Die Masse ist in der modernen Mediengesellschaft diejenige Instanz, vor deren Augen, wer immer die Möglichkeit dazu ergattern kann, sich auf dem Laufsteg der Eitelkeiten präsentiert. Künstler jedweder Sparte, Tagebuch- und Autobiographieverfasser, Blogger, Kolumnisten, Leserbriefschreiber ebenso wie Superstars, Supermodels und solche, die es werden wollen. Wer sein Selbst nicht in die Medien kriegt, der bekommt es doch immerhin an öffentliche Plätze, in Cafés, Clubs, Theatersäle und Fußgängerzonen, wo er den flüchtigen Blicken der Vorübereilenden durch ein paar allgemein bekannte Codes die wesentlichen Eckdaten seines Selbst vermitteln kann (durch Kleidungsstil, Labelaufschriften, Frisur, Tasche, Schuhe, Sonnenbrille, durch Gangart, durch Wortwahl, durch die Sorte von Getränk, die bestellt und die Zeitschrift, die gelesen wird.)

Ich als submissive Frau gönne mir das volle Programm: Ich präsentiere mich der versammelten Schar der anwesenden Gäste, der gesichtslosen Menge, die durch ihre Masse besticht, und gleichzeitig – oder vor allem offenbare ich mich meiner derzeitigen Göttin, meiner Herrin.

Für mich ist das Mich-Zeigen im sadomasochistischen Spiel sinnvoller als irgendwo sonst. Denn auf der allgemeinen Gesellschaftsbühne werde ich nie den unerfreulichen Gedanken los, die Masse könnte in Wahrheit gar nicht mir, sondern bloß meiner Sonnenbrille applaudieren oder der hübschen Geschichte, die ich geschrieben habe. Aber jetzt, ohne jede Möglichkeit der Selbstinszenierung, Selbstdarstellung, Selbstperformance, ganz nackt und bloß und pur, still aufgrund von Monas Redeverbot, schwitzend, keuchend, feucht und zittrig – jetzt bin ich ich so sehr wie selten.

Wenn nun meine Göttin dieses sich in den Seilen windende, wimmernde Wesen, das sich an Wehrlosigkeit kaum überbieten lässt, für gut befindet, dann meint sie damit, dass wirklich alles an mir und ich in meinem ganzen Sein gut bin. Und weil ich ihr heute die Macht verliehen habe, über mich Urteil zu sprechen, glaube ich ihr das unumwunden.

»Entgleisungen zeigen das Gleis.«
MANFRED HINRICH

Grund Nr. 24

Weil wir schauen

Das Gegenstück zur Delophilie ist laut Roselt die Theatrophilie: Damit ist das Verlangen gemeint, zu beobachten, zu schauen, um im Betrachten zu bewundern. Teil zu haben an dem Großen, dem Großartigen der Welt, ohne daran teilzunehmen. Das Bewunderte durch intensives Schauen letztlich zu ergründen, zu erkennen und es so beherrschen zu können. Es aufzusaugen mit den Augen, es be-greifen, mit Blicken, Händen, mit Herz und Verstand. Es zu durchschauen und durchschauend in sich aufzunehmen. Durch die In-Besitznahme des Bewunderten selbst Objekt der eigenen Bewunderung und somit groß zu werden.

Man kann Sonnenuntergänge betrachten, ihre Schönheit bewundern und damit generell sich verbeugen vor der Erhabenheit der Natur. Aber sie lassen sich nicht einfangen, besitzen, beherrschen. Sie büßen fast immer einen Großteil ihrer Schönheit ein, wenn man sie in Kameras, auf Leinwänden, in Handys oder Gedichten einzufangen versucht. Unter anderem wahrscheinlich, weil die gesamte Atmosphäre, in welcher sie wahrgenommen werden, wesentlicher Bestandteil ihrer Schönheit ist.

Die Gerüche, die ganz nebenbei beim Versinken in den bunten Himmelsfarben sich in die Nase einschleichen, die kaum wahrgenommenen Geräusche, der leichte oder stärkere Lufthauch, der nackte oder bekleidete Arme streift, die Erlebnisse, die der Betrachter im Laufe des Tages hatte, die Stimmung, in der er sich befindet.

Mona unternimmt den Versuch, meiner beobachtend Herrin zu werden. Und damit all das zu erobern, was sie an und in mir bewundert und selbst nicht aufweist. Meine Nacktheit. Meine direkte, unumwundene Schönheit in all ihrer Purheit. Meine konsequente Hingabe. Meine emotionale Aufgewühltheit. Meine Unsicherheit, meinen Mut, mein Abenteuer, meine Aufopferung, meine Unterlegenheit, meine Ekstase, meine körperliche Versehrtheit aus lauter Empfinden, meine Expressivität, meine ungebändigte Haltlosigkeit, mein Loslassen, meinen Fall, meinen Kontrollverzicht, meine Impulsivität, meine Durchlässigkeit, mein Liebe sein, meine Offenheit, meine Fähigkeit, Lust und Leid und Geilheit und Zartheit und intensives Mich-und-dich-und-uns-spüren auf meiner Haut sichtbar werden zu lassen, als Linie, als Schwellung, als Regenbogen der Farben des Schmerzes.

Im Gegensatz zum Sonnenuntergang kann Mona sich meiner bemächtigen. Sie kann, was ihre Augen ihr zeigen, auch allen anderen Sinnen gönnen. Sie kann mir nahe kommen und mich riechen, all die unterschiedlichen Duftnoten. Sie kann die Vielzahl der Geräusche wahrnehmen, die zu mir gehören. Sie kann herausfinden, welchen Geschmack die verschiedenen Regionen meiner selbst haben, sie kann mich erspüren mit Hand und Mund und Leib und sie kann tief in mich eindringen. Durch alle zur Verfügung stehenden Öffnungen und durch die, die sie sich selbst schafft. Sie kann mir unter die Haut gehen mit Nadeln oder beißenden Peitschen. Sie kann mich bis aufs Blut ergründen. Sie kann mir Erklärung, Bekenntnis und Antwort abverlangen. Sie kann sich durch die Worte, die Gesten und die Haltungen, die sie mir abringt, den Weiten, in denen meine Seele ruht, nähern.

Das ist das Mehr an Leben, das dem voyeuristisch-dominanten Menschen gegeben ist: Mona hat nicht nur ihr eigenes Empfinden, sie hat auch das meine. Und ich weiß es und ich schenke es ihr.

»Betrachten ist ein schöpferischer Akt.«
Oliviero Toscani

Grund Nr. 25

Weil wir Angst haben

Mona wetzt die Messer. Das heißt, sie nimmt ihr Paar schwarzer Lederhandschuhe aus der Tasche und zieht es sich an. Sie lässt sich Zeit damit. Sie genießt es. Mich versetzt der Anblick ihrer behandschuhten Hände regelmäßig in Panik. Sie zieht sich Handschuhe an, um mich zu schlagen. Zum Streicheln und Vögeln trägt sie die Dinger nicht.

Nachdem die Handschuhe sitzen und Mona ihre Finger gespreizt und zum Knacken gebracht hat, macht sie sich daran, ihr Folterwerkzeug zusammenzustellen: Auf einer Pritsche in meiner Nähe drapiert sie mit viel Sorgfalt eine Single Tail, einen Rohrstock, eine Hundepeitsche, eine Katze, ein hölzernes Paddle, ein Paddle aus Gummi, eine Gerte mit breiter Zunge. Sie lässt sich auch hierbei Zeit und mich packt die Angst. Sie kommt als kalter Schweißfilm auf Stirn und Dekollté. Sie macht mir das Atmen schwer und lähmt meine Glieder. Sie weckt Fluchtinstinkte, die nicht nur durch meine Lähmungserscheinungen, sondern hauptsächlich durch die Seile sabotiert werden. Ich mache mich klein, so gut es eben geht, ich ziehe mich in mich selbst zurück.

Ob mit mir soweit alles in Ordnung sei, fragt Mona und ich kann nur ganz leise und heiser eine bejahende Antwort nuscheln, weil die Angst mir die Stimme raubt. Das verleitet sie zu einem genüsslichen Lächeln und dem Verabreichen von ein paar schallenden Ohrfeigen. Was meine Angst nicht gerade schmälert.

Angst ist ein Gefühl, das wir alle kennen, in mehr oder weniger starker Ausprägung und Häufigkeit. Bei manchen Menschen verfestigt sich die Emotion Angst zu einer Gefühlsdisposition, die als dauerhafte Stimmung bleibt, auch wenn ihr Gegenstand schon längst nicht mehr in Sicht ist. Angst ist ein spezifisches Kennzeichen der menschlichen Natur. Denn wir wissen um unsere Zukünftigkeit und wissen gleichzeitig nichts über unsere Zukunft.

Diese Unsicherheit der unbeschränkten Möglichkeiten – auch der unbeschränkten Handlungsmöglichkeiten unsererseits, denn wir sind frei – verdichtet sich, konzentriert man sich auf sie, zu Hoffnung oder Angst. Denn Gegenstand der Angst als auch der Hoffnung ist immer das, was noch nicht ist, also auch noch nicht als sicher gelten kann.[10]

Während Hoffnung etwas sehr Schönes ist, würden wir auf unsere Angst gerne verzichten. Allerdings nicht immer.

Es gibt dieses überaus interessante Phänomen der Angstlust. Des Suchens nach Thrill und Kick, des Gruselns. Daraus resultiert das Vergnügen an schaurigen Kindermärchen, Geisterbahnen, Horrorfilmen, Kriminalromanen.

Der Philosoph F.W.J. Schelling vertritt die These, dass sich in unserer Angst ein vages Wissen um das Dunkle und das Chaos in der Welt und in uns zeige. Dieses in all seiner schrecklichen Macht zu spüren, wäre sicher fürchterlich, aber es aus sicherer Distanz zu beobachten, kann durchaus etwas Aufregendes haben und auch etwas Intensives. Man blickt dem Leben dergestalt in seine Eingeweide, sozusagen.

Man sagt SMern ähnlich wie Extremsportlern nach, Sensationsjunkies zu sein. Süchtig nach Nervenkitzeln. Nach dem Kick, der hellwach macht, der aufwühlt, der trifft und tief trifft.[12]

Tatsächlich hat SM etwas von einer Konfrontation mit dem Dunklen, dem Chaos, und zwar aus einer weitaus weniger distanzierten und somit auch weniger sicheren Position heraus als das Ansehen von Horrorfilmen beispielsweise. Wir stecken mittendrin. Ich weiß ja, dass es meine liebe Freundin Mona ist, die mir gegenübersteht, aber Wesen eines gelungenen Spiels ist es, dass ich das zeitweise vergesse. Die schwarzen Handschuhe, die düsteren Instrumente, die brutalen Berührungen, die Stille, meine Bewegungsunfähigkeit, meine Nacktheit – das alles spricht in mir diese namenlose Angst vor dem namenlos Schrecklichen an.

Vor dem Mörder, der nächtens ans Kinderbett schleicht und Seile um Hälse legt. Vor dem Vergewaltiger, der Frauen in der Tiefgarage packt und ihnen mit schwarzen Lederhandschuhen den Mund zuhält. Vor den Folterkellern überall auf der Welt, vor Inquisition, vor Übermacht, vor Aggression, vor Bestien. Vor mir selbst. Was ist das in mir, das mich drängt, mich in Höllen zu begeben, immer wieder?

Es existieren Theorien, denen zufolge die erhöhte Risikobereitschaft mancher Menschen oftmals durch Ängste in vergleichsweise banalen Alltagsbereichen bedingt sein kann.[13] Ich für meinen Teil habe permanent Angst, von den Menschen, die ich liebe, erstens nicht geliebt und zweitens verlassen zu werden, außerdem keine der mir gestellten Aufgaben bewältigen zu können.

SM-Sessions sind ziemlich therapeutisch manchmal. Auch wenn ich es mir im Augenblick durchaus vorstellen kann, so ist doch klar, dass Mona mich nicht umbringen wird. Sie wird mich auch nicht verlassen, obwohl sie mich sicher abwerten, verspotten, quälen und erniedrigen wird. Aber am Ende werden Küsse und Liebesschwüre stehen statt dem Grauen in Person. Es ist eine durchaus heilsame Erfahrung, sich der Angst hinzugeben und dabei nicht von all seinen Monstern gefressen zu werden, sondern erfüllt, gestärkt aus ihr hervorzugehen.

»Tapferkeit in Verbindung
mit Macht führt zu Tollkühnheit.«
Aristoteles

Grund Nr. 26

Weil wir alchemistische Kräfte besitzen

Ich baumle von der Decke. Ich schwanke zwischen den Welten. Ich hänge in meinem Wasser in meinem Zaubertopf. Ich bin Alchemist. Die roten Striemen, die Mona mir in die Haut brennt, bedecken nahezu meinen gesamten Körper oder fast. In meinem Kopf rauscht es, von ihren Ohrfeigen und meiner Scham. Sie greift mir lederbehandschuht zwischen die Beine und schmiert mir meine Lust um den Mund. »Du bist schmutzig«, flüstert sie, »und du stinkst!«

Ich bin vor allen Dingen Alchemist. Gib mir ein kleines, schlechtes, schmerzliches Gefühl und ich braue mir ein Goldgewand aus höchstem Glücksempfinden daraus. Manche Schmerzen – die, die von breiten Paddeln, sanften Floggern, flachen Händen, halbscharfen Zähnen ausgelöst werden – lassen sich, kaum, dass sie in meinem Körper ankommen, der randvoll ist mit magischen Säften, umwandeln in pure Lust. In Zärtlichkeit sogar. In besonders intensives Streicheln, in eindeutiges Nähebedürfnis. In Sex. Die Schläge auf meinem Hintern schwingen augenblicklich in meiner Klitoris nach.

Das funktioniert nicht mit allen Schmerzen. Die brennenden, beißenden, schneidenden Hiebe streng geführter Rohrstöcke, Gerten, Single Tails, das Einschlagen von messerscharfen Zähnen und Zupacken von Raubtierkrallen bleiben erst einmal, was sie sind: purer Schmerz. Der nicht unbedingt schön ist. Vielmehr für Abwehr und Schreien sorgt. Aber dann krame ich den intensiven Wunsch nach Hingabe aus meinen Tiefen hervor, mixe ihn mit dem Schmerz und würze beides mit diesem Blick meiner Herrin, der in stiller Andacht auf mir ruht, mit dem Anblick ihrer Lippen, die vor Erregung ganz voll geworden sind.

Ich verrühre das alles gut in den kurzen Sekunden Stillstand, die sie mir zum Luftholen lässt, bevor es weitergeht, und was dabei herauskommt, ist gewaltige, überwältigende, meine Mauern und ihre Mauern sprengende Lust. Es ist durchaus möglich, zum Orgasmus geprügelt zu werden.

Und nicht nur durch diese sanften Klapse auf die Klitoris. Es ist eine Frage der Atmung, eine Frage des Loslassens. Eine Frage des Glaubens an die eigenen alchemistischen Fähigkeiten. Und es funktioniert selbstverständlich nur, weil meine Herrin mich dabei unterstützt. Denn das Lustvolle, was ich in meinem körpereigenen Schmelztiegel aus dem Schmerzvollen herauskristallisiere, hatte sie dort zuvor hineingelegt. Als Vermögen, als Angebot. Sie will ja immerzu meine Lust, so sehr sie mir auch weh tut. Und sie will mich ja permanent von Zuneigung umfangen wissen, wie sehr sie mich auch verletzt.

»Was ich hatte, war der Zauber,
den ich mir selbst schuf, was ich brauchte,
ein kleines Wunder von dir...«
ELMAR KUPKE

Grund Nr. 27

Weil wir die Einheit der Gegensätze herstellen

Mona wiederum ist in ihrem Topsein diese Kraft, die aus Gegensätzen Einheit schafft. Ich bin immer noch ihre Beute, die sie gut verschnürt von der Decke baumeln lässt, um sie langsam, Stück für Stück zu genießen. Und wirklich, sie quält meine Brust, dass es zum Schreien ist, während sie unwahrscheinlich weiche Küsse auf mein Gesicht streut. Ich spüre ihren warmen, vertrauten Atem auf meinem Hals, ihre Wange an meiner, während sie mich mit sanfter Stimme tödlich beleidigt. Sie tut mir weh und gut im selben Augenblick. Sie macht mich klein und riesengroß mit einer Geste. Sie raubt mir all meine Kraft und macht mich bärenstark in einem Blick.

Dies ist das Mysterium meiner Sehnsucht: Ich will die große, tiefe Liebe, klar. Ich will Zärtlichkeit, Zuneigung, Fürsorge, Aufmerksamkeit. Ich will warmes Lächeln und sanfte Worte, ich will liebevolle Umarmungen, ich will kuscheln, schmusen, mich anlehnen, anschmiegen, ich will Geborgenheit und Sicherheit. Soweit gehe ich konform mit den meisten Vanillas, die ich kenne.

Ich habe aber gleichzeitig auch dieses unauslöschliche Verlangen nach Bestien. Ich möchte meinem ganz persönlichen Alptraum begegnen, ich möchte meine eigene Hölle betreten, dem schieren Schrecken in die Augen sehen, ich möchte das Banal-Böse und das Perfide-Gemeine, ich möchte den seelenlosen Seelenmörder, ich möchte schlichte Gewalt und subtile Brutalität. Ich will manchmal die ganz schlimmen Gefühle: Angst, Scham, Erniedrigung, Schmerz, Einsamkeit, Trauma.

Vielleicht könnte ich ein paar gute Psychologen aufsuchen, die mir mein düsteres Verlangen wegtherapierten, damit ich fortan nur noch an weichen Federn Freude fände und nicht mehr am Nagelbett. Aber eigentlich sehe ich dazu keine Veranlassung.

Denn es gibt sie ja zuhauf, diese wundervollen Menschen, die es schaffen, mir beides zugleich zu geben, das Gute und das Schlechte, das Sanfte und das Harte, die Liebe und die Verachtung, die Sicherheit und die Furcht. Ich mixe ihre zeitgleich verabreichten Gegensätze in meinem alchemistischen Körper zu reiner, klarer Lust.

Solange es sie gibt, diese Menschen, die mich an der Hand halten, während sie mich in meinen eigenen Abgrund stoßen, die mich aufmerksam im Blick behalten, während sie mich meiner tiefsten Einsamkeit ausliefern, die mich mit allem, was ich brauche, versorgen, während sie mich missbrauchen, die sprungbereit sind, um meine Panik einzufangen, falls sie sich von meiner Leine losreißt – solange es diese zauberhaften Hüter meiner Unversehrtheit gibt, die mir nicht nur durch ihre Hilfestellung den sicheren Weg in wesentliche, archaische Situationen – und den Weg hinaus – zeigen, sondern die mich außerdem eine sexuelle, erotische, emotionale Erfüllung erleben lassen, die ich mir niemals erträumt hätte in meinen düsteren Vanilla-Tagen – solange diese Wundermenschen nicht aussterben, liebe ich meine abwegige Sehnsucht.[14]

»Die äußersten Gegensätze berühren sich.«
Jean de La Bruyère

GRUND NR. 28

Weil wir Verwandlungskünstler sind

Das war noch lange nicht alles, was wir an magischen Kräften aufzubieten haben. Eines unserer liebsten Kunststücke ist die Verwandlung. Letzte Woche zum Beispiel war ich als Sechzehnjährige auf einer Party. Erst entsprechend cool und verstockt – ich hatte wirklich dieses fast schon vergessene Teeny-Herzklopfen, als ich mit dem Barkeeper flirtete, auf dass er mir etwas Rum in meine Cola schüttete, während Mona gerade nicht hinsah –, später verletzlich und viel zu klein für die hohen Schuhe, die alten Männer und all meine Erwachsenen-Träume. Mona war eine Zuhälterin, die meine Schulmädchen-Naivität hemmungslos ausnutzte, um mich zur Hure abzurichten. Kaum einer hat mit ihr gesprochen auf dieser Party. Dabei ist sie sonst eigentlich ganz nett.

Manchmal wird sie aber auch furchtbar streng und auf eine Weise kontrolliert und wertekonservativ, die ich so gar nicht an ihr kenne. Dann traumatisiert sie als Lehrerin eine Horde Erwachsener, die plötzlich ernsthaft Hubba Bubba kaut und unterm Tisch heimlich Bravo liest.

Heute habe ich mich von meinem üblichen Dasein als Mensch verabschiedet, um mich dem Animalischen ein bisschen anzunähern. Nicht, dass ich wirklich Tier wäre. Ich bin Beutestück. Ob vier- oder zweibeinig, fliegend, schwimmend oder kletternd lässt sich nicht sagen, denn ich hänge ja in der Falle, an der Decke. Mona ist Jägerin. Oder Jagdtier. Mit einem übermenschlich gut ausgeprägten Geruchssinn und einem messerscharfen Instinkt. Sie hat dieses Lauernde, was Löwen oder Krokodilen eignet. Sie ist sehr ruhig, reglos, ziemlich unauffällig und kaum Angriffsfläche bietend. Dann plötzlich schlägt sie zu und ist unfassbar schnell dabei. Sie trägt ein altes Hemd und feste Stiefel, dazu gute, schwarze Lederhandschuhe. Keiner kommt ihr zu nahe heute.

Dabei gibt es Abende, an denen sie als Vamp, als Diva, als Grande Dame in einem ganzen Pulk von Verehrern badet. Während ich entweder gemeinsam mit ihr in Bewunderung schwimme oder aber unscheinbar im Abseits hocke, weil ich gerade ein hässliches Aschenputtel bin, das froh ist, wenn es ab und an einen verächtlichen Blick der schönen Madame auffangen kann. Manchmal ist aber auch Mona alt und verbraucht, während ich quasi direkt vom *Cosmopolitan*-Shooting zu kommen scheine. Ich ertrinke dann in Umwerbern, die ihre Wut und ihr Unverständnis kaum verbergen können, wenn das hübsche junge Ding sich ausgerechnet dieser alten Schachtel an den Hals wirft, die es nicht einmal sonderlich nett behandelt.

Wie langweilig meine Identität doch vor meinem sadomasochistischen Coming-out war, als ich immer nur das hübsche junge Mädchen sein durfte, das ich auf den ersten Blick wohl war. Keine Chance für mich als Schlampe, als Knaben, als Achtzigjährige und Teenager, für mich als Schuhputzerin, Zofe, Dienstmädchen und Dienerin, für mich als Sklavin, Piratin, Märtyrerin, Prinzessin, Fee, Katze, Hündin, Beute, Fickstück, Streberin, Managerin, Indianerin, Botschaftstochter, Kronzeugin, Teppichabtreter, Göttin und so weiter. Das Mehrere-Sein wird einem in der Regel schon im Kindesalter ausgeredet. Du hast keine Zwillingsschwester, also hör auf, mit ihr zu sprechen. Du kannst nicht zaubern, außer mit dem Zauberkasten von Ravensburger für Kinder zwischen sechs und neun. Du fliegst nicht, du springst. Du kannst dir keine zwölfjährige beste Freundin wünschen, wenn du selbst gerade mal vier bist, und du brauchst wirklich nicht die Schuhe der anderen Kinder zu putzen, erst recht nicht mit Mamas Abschminktüchern. Ich habe ihnen das geglaubt, und mir wirklich Mühe gegeben, immer nur die Eine zu sein. Aber meine anderen Ichs haben mir gefehlt. Jetzt bin ich sehr froh, wieder unübersichtlich zahlreich zu sein.

»Nirgends, Geliebte, wird die Welt sein, als innen. Unser Leben geht hin mit Verwandlung. Und immer geringer verschwindet das Außen.«

Rainer Maria Rilke

Grund Nr. 29

Weil wir queer sind

Schließlich nimmt Mona mich vom Haken und ich wanke an ihrem Arm aus meiner großartigen Hölle hinaus in den Barraum. Pea steht hinterm Tresen und sieht erstaunlich wenig nach Pea aus. Statt der üblichen figurbetonten, mit Pailletten und Spitzen verzierten Kleider trägt sie Lederhosen, ein schlabberiges schwarzes Hemd und kurzes braunes Haar. »Hatte die nicht immer diese lange, güldene Mähne?«, zische ich Mona zu. Die zuckt die Achseln.

»Er ist zurzeit wieder als Paul unterwegs«, belehrt mich ein Mann in Abendkleid, der neben uns an der Bar sitzt.

»Aber wie geht das denn?«, frage ich, »sie ist doch umoperiert, oder nicht?« Der Kerl im Abendkleid schüttelt den Kopf. Das sei ja vielen zu gefährlich inzwischen, erklärt er, man wisse nicht, was die Hormone für Nebenwirkungen hätten, die Orgasmusfähigkeit verschwände vielleicht, dann ist das Ganze so teuer et cetera pp. Und so wichtig sei es für die geschlechtliche Identität ja nun auch wieder nicht, was man zwischen den Beinen habe. Da gebe ich ihm Recht.

In Peas/Pauls Fall scheint das dann ja sowieso ein weiser Entschluss gewesen zu sein, sich nicht endgültig zu entschließen. Laut unserem Nachbarn hält Pea/Paul nicht viel von Beschlüssen für die Ewigkeit. Pea/Paul lebt eher in Phasen, solange, bis der Wind sich dreht und andere Sehnsüchte ruchbar werden.

So oder so: Die Person hinter der Bar verweigert sich konsequent und erfolgreich geschlechtlichen und damit auch persönlichen Zu-, Ein- und Vorschreibungen, sie ist dauerhaft sie selbst in dieser oder jener Facette, sie lebt ihre eigene Geschlechtlichkeit, Sexualität und Begehrlichkeit, ohne dafür bereits vor ihrer eigenen Zeit existierende Begriffe zu benötigen. Sie sprengt mit ihrem Sein jeden Tag aufs Neue das Korsett der zwangsheterosexuellen

Zweigeschlechtlichkeit, die immer noch nach uns allen greift. Und damit ist sie hier keine Ausnahme.

Wenn es hier Ausnahmen gäbe, was nicht der Fall ist, denn wo jeder die Ausnahme ist, gibt es in Wirklichkeit keine Ausnahmen – wenn es aber eine Ausnahme von der Ausnahme gäbe, dann würde ich dazu gehören, denn dies ist eine Transgender-Party und mein Transgendertum hält sich heute in überschaubaren Grenzen. Was nicht immer so ist. Ich bin durchaus von Zeit zu Zeit als in Mona verschossener Knabe auf der Pirsch, ich habe als solcher Anal- und Oral-Verkehr mit einem aufgeschlossenen dominanten Schwulen gehabt und ich träume davon, mir selbst von einem kleinen süßen Kerl einen blasen zu lassen.

Wir gehören der Generation Diversity an und im Gegensatz zu vielen anderen wissen und leben wir das auch. Das bedeutet, uns kennzeichnet es, Diverses zu sein, nicht bloß eines und schon gar nichts Eindeutiges, nichts, was bereits vor uns als Kategorie, Bezeichnung, Gruppe da war. Wir sind queer und was wir durchqueren, sind gängige, statische, uns immer vorgängige Normen, Ideen und Praktiken bezüglich Sexualität, Hierarchie und Geschlechtlichkeit. Wir ziehen unserer Erotik das Mäntelchen der Gleichberechtigung und auch das der Zärtlichkeit aus, da diese Kleidungsstücke ihr ja sowieso nur äußerlich sind und zudem die Schönheit ihres Wesens vor uns verdecken. Enthüllt wie sie ist, präsentiert sie uns die Freuden der hierarchischen Gefälle ebenso wie die Glückseligkeit dieser echten, wirklich uns meinenden Zärtlichkeit und Zuneigung, die ihr innewohnt.

Wer in den Hierarchien, die uns berauschen, oben spielt und wer unten, entscheidet nicht der diesbezüglich gesellschaftlich gängige Kanon an Statusrichtlinien – es ist nicht zwangsläufig oben der Mann, der Besserverdienende, der Ältere, der Gebildetere, der Weißere – und wenn doch, dann ganz bewusst, bewusster als irgendwo sonst im sozialen Raum.

Wir benutzen Merkmale von Geschlechtlichkeit für unsere Rollen- und Identitätsspiele. Mir ist durchaus bekannt, dass auch außerhalb der SM-Szene Transgender-Menschen leben. Aber es scheinen sich außergewöhnlich viele von ihnen in sadomasochistischen Kreisen zu tummeln, die auch geschlechtlich eindeutiger verhafteten Menschen wie mir zugänglich sind. Wir spielen ja auch damit. Die Feminisierung von devoten Menschen ist eine gängige Praxis. Die sonst männlich lebenden Zofen, Schlampen, Hausmädchen, Huren, Gören und Schulmädchen stapeln sich geradezu auf unseren Partys, glücklich im Rausch der Erniedrigung, der Unterordnung und der schönen, femininen Kleidungsstücke. Andererseits droht Mona öfter damit, mir einen Mechanikeroverall anzuziehen, mich zum Reifen- und Ölwechsel zu zwingen und mich anschließend als schmutzigen Malocherjungen auf eine Party zu schleifen.

Ich mag das Schwinden der Eindeutigkeit zugunsten von Authentizität. Meine Lieblingsgeschöpfe: Diese Schwellenwesen, die weder hier noch dort weder das eine noch das andere sind. Fische auf Landgang und tieftauchende Vögel. Figuren wie aus ganz alten Märchen oder Träumen, bevor die Vernunft mit Zensurstift, mit Tabelle und Schema zuschlug.

Mona mit offenem, langen Haar, weitem Rock, tiefem Ausschnitt und dickem Schwanz, die mich gnadenlos durchfickt, gehört mit zu dem Geilsten, was mir je zugestoßen ist.

Diese seltsamen Wesen, die aus ihren Schubladen herauskriechen und somit den Begriffskäfig verlassen, in welchem sie durch die Macht der Definition beherrschbar und durchschaubar, demzufolge auch händelbar waren, zeugen von Freiheit.

Wie ich mich gegenüber einer Femme mit Schwanz, einem Zwitterwesen in Vollgummiverkleidung, einem Mann mit Bart und Busen verhalten oder auch nur fühlen soll, ist mir schleierhaft. Ich habe keine Übung darin, kein übernommenes Skript, das ich auswendig lernen könnte, kein Empfindungskästchen, das sich gemäß der Pawlowschen Gesetze öffnet, sobald mir ein solches Gegenüber begegnet.

Ich kenne mich selbst in- und auswendig Männern und inzwischen auch Frauen gegenüber, ich kenne das Drehbuch für hetero- und auch homosexuelle Kontakte. Nicht so bei den Kerlen mit

Möse, den Frauen mit Schwanz, denen dazwischen und denen, die alles sind oder keines davon.

Und auch dafür liebe ich diese Wesen, die nicht Fleisch noch Fisch sind, sondern schlicht sie selbst und das stetig anders. Denn sie fordern mich, statt mich durch ständige Wiederholung des längst schon Bekannten zu langweilen.

Ich mag Überraschungen und Neuland, den Bereich dazwischen, Grenzgebiete und das Kippen des Horizontes. Das Leben im Bruch und das im Außenbereich. Ich schätze Devianz als Prinzip, lustvolles Gendercrossing und munteres Queering des etablierten Macht- und Sexualraumes.

Sadomasochismus ist Karneval der Geschlechter, Komödie der Macht.

Tom kommt aus dem Kopfschütteln gar nicht mehr heraus, wenn ich ihm derlei Theorien vortrage. Er sagt, es wimmle in unserer Szene nur so von engstirnigen, eingeschlechtlichen, heterosexuellen Menschen, die schon Transvestiten misstrauisch beäugen. Damit mag er Recht haben. Aber ich kann mich an dieser Stelle nicht mit jeder Abartigkeit auseinandersetzen.

»Ein Geschlecht geht, ein Geschlecht kommt –
und die Erde bleibt bestehen.«
ALTES TESTAMENT

Grund Nr. 30

Weil wir stolz sind

Mona und ich schlendern zu Fuß nach Hause, es ist nicht weit. Ich bin ganz aufgedreht und überschwänglich. Ich springe um Mona herum, ich drehe mich mit ausgestreckten Armen und in den Nacken geworfenem Kopf, bis die Ampel grün wird, ich gehe zügigen Schrittes.

Ich bin stolz. Stolz auf meine Herrin an meiner Seite, dieses wunderbare Wesen, und stolz darauf, dass eine wie sie mich liebt. Stolz auch auf mich. Weil ich sie glücklich gemacht, ihren Ansprüchen genügt habe. Und weil ich mich selbst glücklich gemacht habe. Das kann ja auch nicht jeder. Weil ich etwas geschafft, einen Kampf gewonnen, den Gang über glühende Kohlen überstanden habe. Weil ich tapfer war und mutig genug, grenzenlos schwach, verletzt, angreifbar und angegriffen zu sein.

Auf die kleinmachenden, niederdrückende Demut und Scham mit dem Wunsch nach Selbstauflösung folgen stolzgeschwellte (obwohl immer noch schmerzende) Brust, tiefes Ein- und Ausatmen, einschränkungsfreies Ja zu mir und der Welt. Was mich gerade noch beschämt hat, macht mich jetzt stolz. Genießen tue ich beides.

Mona neben mir springt zwar nicht so fröhlich auf und ab, aber stolz ist sie trotzdem, das weiß ich. Auf mich, weil ich so tapfer bin und so stark, so hingebungsvoll, so gehorsam, weil so ein wundervolles Wesen wie ich ihr seine Liebe zu Füßen legt.

Und stolz ist sie auf sich selbst, weil sie offenbar gut war. Weil ihre Performance uns beide glücklich gemacht hat, weil sie nicht inszeniert, sondern unmittelbar empfunden war. Und weil ihre in ihren eigenen Augen leicht soziopathische, sie von Zeit zu Zeit befallende Annahme, eigentlich eine Königin zu sein, mindestens, die aus unerfindlichen Gründen und sicher aus Versehen in das schnöde Leben des Volkes gestellt wurde, weil diese Annahme, für die sie sich immer noch manchmal schämt, heute ein weiteres Mal von mir verifiziert wurde. Weil ich gehuldigt und zugejubelt, mich vor ihr in den Staub geworfen und mit Haut und Haar zum Opfer dargebracht habe. Weil ich vergötternd und anbetend ihr stets zu Diensten war.

Es schreiten also stolze Königin und stolzer Ritter nach anstrengender, aber siegreicher Schlacht heimwärts, ihren Gemächern entgegen.

»Der Stolz baut gleich dem Adler seinen Sitz neben den Sternen,
die Wollust nistet gleich der Lerch' nah der Erde.«
EDWARD YOUNG

KAPITEL VIER

MÜSSIGGANG IST ALLER LÜSTE ANFANG

Grund Nr. 31

Weil wir der Faulheit huldigen können

Als ich aufwache, scheint die Sonne unserem Haus schon ziemlich senkrecht auf den Kopf. Mona neben mir lächelt mich müdäugig an. Es ist Samstag, aber Monique, ihre Aushilfe ‚arbeitet heute in Monas Boutique für Korsetts. Es ist also völlig in Ordnung, dass Mona ausgeschlafen hat. Um meine Romanfiguren kümmert sich natürlich niemand, wenn ich es nicht tue, aber ich finde, sie sind alt genug, um ab und an einen Tag ohne Betreuung klarzukommen. Denn ich werde in absehbarer Zeit nicht aufstehen können.

Ich bin nämlich schwer verletzt. Mein Hintern ist veilchenblau-brombeerlila-kirschrot gefleckt. Meine Brüste sehen zwar unauffällig aus, fühlen sich aber genauso wund an wie mein Po und mein Gesicht ist ganz heiß. Außerdem brennt meine Möse und ist mein gesamter Körper schlaff, träge, erschöpft. Ein weiterer Luxus, den wir SMer uns gönnen können: Wir liegen den ganzen Tag über faul im Bett und haben sogar einen Schuldigen dafür. Mona rappelt sich auch schon ganz schuldbewusst auf, um in die Küche zu wanken, wo Gott sei Dank bereits jemand anderes frischen Kaffee und Croissants drapiert hat. Der Kaffee ist nicht mehr heiß und die Croissants nicht mehr warm, aber das macht nichts.

Herrlich, Monas Bett mit Krümeln und Kaffeeflecken zu schmücken, während sie mir sanft über den Rücken streicht und alle möglichen Gebrechen abfragt. Ob meine Brüste in Ordnung seien. Ob ich Druckstellen von den Fesseln irgendwo hätte. Ob meine Glieder allesamt gut durchblutet seien. Was mir wehtäte. Ob das schön sei. Ob es mir gut ginge. Ob ich meinen Subspace[15] inzwischen erfolgreich verlassen hätte. Ob ich ihr etwas mitteilen wolle. Ich gebe bejahende und verneinende Grunzlaute von mir, dann kuschle ich mich zufrieden in ihren Armen ein. Wir haben ein bisschen Sex, weil unsere Körper sowieso noch im Lustmodus sind. Wir dösen ein wenig und zumindest ich träume seltsame Sachen. Mona massiert meinen Nacken, weil der sich ein bisschen verspannt anfühlt. Dann steht sie tatsächlich auf und ich schlummere wieder ein. Erinnere mich anschließend glücklich an den gestrigen Abend und onaniere dabei.

Ich höre die Tür ins Schloss fallen und anschließend diese Geräusche, die nach Hause kommende Personen machen. Es klingt nach Tom. Ich werde ihn mir schnappen und mit ihm zum Italiener schlappen. Ganze Kuhherden könnte ich verdrücken nach so einer Session. Vielleicht ist es auch doch eher Kai. Dann muss der eben mit. Und anschließend lege ich mich noch mal für ein kleines Verdauungsnickerchen aufs Ohr.

»O Faulheit, erbarme du dich des unendlichen Elends!
O Faulheit, Mutter aller Künste und der edlen Tugenden,
sei du der Balsam für die Schmerzen der Menschheit.«
PAUL LAFARGUE

Grund Nr. 32

Weil wir weniger Alkohol trinken

Etwas muss man meinem kaputten Körper übrigens zugute halten, denke ich, als ich beim Italiener einem rotäugigen Tom und einem rotäugigen Kai gegenübersitze: Ich bin nicht verkatert. Was man von den beiden nicht behaupten kann. Sie wollten nur mal kurz um die Ecke auf ein Bier gestern Abend, nachdem ihre Frauen sie schnöde im Stich gelassen hatten. Und dann war die Luft so lau und die Nacht so süß und so weiter. Ich vertrete, an Käsefäden ziehend, die Theorie, dass Sadomasochismus zu Alkoholabstinenz verführe, was man ihm hoch anzurechnen habe.

Tatsächlich legt einem die einschlägige Ratgeberliteratur beharrlich nahe, beim Spielen auf Alkohol zu verzichten. Was ja auch durchaus einleuchtend ist. Alkoholgenuss geht in der Regel mit Kontrollverlust einher, verlangsamt außerdem die Reaktionsfähigkeit und beschädigt den Gleichgewichtssinn. Die Verletzungsgefahr steigt also immens. Und nicht nur die physische. Manche Menschen reagieren ja emotional und sozial befremdlich auf Alkoholkonsum. Man wirft mir vor, mein Dramapotential erhöhe sich von Glas zu Glas ganz gewaltig, bis ich melodramatisch und tränenreich all meine glücklichen Beziehungen in Scherben vor mir liegen sehe. Andere werden einfach aggressiv. Oder gereizt. Oder rücksichtslos. Oder nehmen kein Blatt mehr vor den Mund und finden es an der Zeit, ein paar Dinge zu sagen, die sie schon seit Jahren sagen wollten.

All diese Faktoren, die jedes noch so stabile Beziehungsgebäude kurzfristig (oder auch auf Dauer) ins Schwanken bringen können, sind natürlich ungleich gefährlicher, wenn man sich auf dem emotionalen Glatteis-im-düsteren-Wald-Terrain des SM-Spiels befindet. Wo die Beteiligten in Top- und Subspaces abtauchen, wo in Sekundenschnelle enorme Distanz und gravierende Nähe sich abwechseln, wo gefährliche Gefühle und ursprüngliche Urtiefen, Wesenskerne und archetypische Situationen hergestellt werden, wo Glück und Grauen wirklich nur hauchdünn voneinander getrennt sind und jederzeit in ihr Gegenteil umkippen können. Man darf gar nicht allzu genau darüber nachdenken, was man da eigentlich tut. Sonst tut man es womöglich nicht mehr.

Auf jeden Fall sollte man diese durchaus nicht unwesentliche Bedrohung für sich, den Partner und die Beziehung nicht durch fahrlässige Alkoholzufuhr unnötig steigern. Es wäre ja auch so schade, wo Alkohol doch betäubt und man also von all den schönen Schmerzen gar nicht mehr so viel mitbekäme. Außerdem fährt man zu SM-Partys ungewöhnlich oft mit dem Auto, weil besonders die Damen bzw. sich als Damen Definierenden auf ihren Hacken in ihren kurzen Röckchen und eng geschnürten Korsetts sich nicht die Laune durch Fußmärsche verderben wollen, womöglich in eisiger Kälte oder frisurfeindlichem Regen.

Und wozu der Alkoholrausch, wenn man doch eh schon knietief im Hormonrausch steht. Wenn Lust und Empfinden sowieso bereits in der Schmerz- und Machtachterbahn Loopings drehen, dass einem auch ohne Alkohol schlecht werden könnte, wenn's nicht so schön wäre.

Als ich meinen Vortrag beendet habe, ist meine Parmapizza kalt und die Herren schütteln den Kopf. Grober Unfug sei meine Theorie, bescheinigen sie mir. Aus Gründen der Vernunft hätte ich zwar recht, allein, die Praxis spräche gegen mich. Weil ich doch selbst sehen würde, wie viel Alkohol auf Playparties über den Tresen wandere. Manche würden sich mehr oder weniger erfolgreich vor dem Spiel Mut antrinken, andere anschließend sich ruhig saufen, wieder andere bechern, weil niemand mit ihnen spielen wolle.

Davon abgesehen sei der SMer als solcher ja auch nicht permanent mit Spielen beschäftigt. Verhältnismäßig selten sei er das eigentlich. Tom stellt die gewagte These auf, dass SMer entgegen meiner Vermutung sogar ziemlich oft Alkohol tränken, alldieweil sie von dem köstlichen Saft des Rausches gekostet hätten und jetzt die Finger nicht mehr davon lassen können. Wer sich einmal an die herrlich transzendente und elementar authentische Entrückung des SM-Spiels gewöhnt habe, der habe Toms Ansicht nach für Alltäglichkeit und Nüchternheit nicht mehr viel übrig. Ich halte seiner Ausführung mein persönliches Erleben entgegen: Schließlich habe ich gestern Abend keinen Tropfen Alkohol getrunken.

»Aber jetzt hast du eine Weißweinschorle vor dir stehen!«, begehrt Tom auf.

»Ja«, gebe ich zu, »aber nur, weil es so schön sonnig ist!«

»Einfache Genüsse sind die
letzte Zuflucht komplizierter Menschen.«
Oscar Wilde

Grund Nr. 33

Weil wir generell weniger Drogen nehmen

Meine Überlegungen zum Alkohol lassen sich übrigens auf sämtliche anderen Drogen übertragen und die obskuren Theorien von Tom und Kai wahrscheinlich auch. Wobei ich wirklich keine anderen Drogen nehme und Tom auch nicht und Kai nur selten.

Dann allerdings, wenn ich ehrlich bin, öfter in SM-Kontexten. Kai und Mona finden ein bisschen Haschisch sehr aphrodisierend. Kürzlich haben wir meine Brüste mit Haschischöl eingerieben und alle haben daran geleckt.

Das war sehr schön.

»Die Realität ist die Illusion,
die durch Mangel an Alkohol entsteht.«
Unbekannt

Grund Nr. 34

Weil wir Kontrollneurosen konstruktiv händeln

Mona ist nicht mehr da, als wir nach Hause kommen. Sie ist doch noch mal in ihren Laden gefahren, um nach dem Rechten zu sehen. Dabei ist Monique heute da und Monique arbeitet seit inzwischen vier Jahren für Mona, man könnte also durchaus damit beginnen, ihr zu vertrauen und sie selbstständig ihren Job machen zu lassen. Das möchte Mona auch sehr gerne, wirklich und unbedingt, aber sie kommt nicht damit klar, wenn sich etwas ihrem kontrollierenden Blick entzieht.

Es ist ein blödes Klischee, ein einfältiges Vorurteil, aber es ist auch wahr: Tops neigen zu Kontrollneurosen. Zumindest manche von ihnen. Überdurchschnittlich viele, würde ich sagen. Was nicht weiter verwunderlich ist, denn die dominante Sexualität ist wie geschaffen für Kontrollneurotiker. Genau darin besteht oft das Spielziel, in der Kontrolle des Bottoms durch den Top.

Mag die Welt dem eigenen Zugriff sich auch beharrlich entziehen, mag alles entgleiten, ins Chaos kippen oder sich verselbstständigen: der submissive Spielpartner bleibt kontrollierbar. Sogar bis in seine Lust hinein, die doch eigentlich das anarchistische Gebiet schlechthin ist. Die kausalen Ketten von Wenn-Dann, Aktion-Reaktion, Handlung-Folge funktionieren relativ störungsfrei im sadomasochistischen Spiel. Es lässt sich mit etwas Grips berechnen, wie das Gegenüber auf dieses und jenes reagiert. Manchmal geht die Rechnung nicht auf. Das sorgt bei manchen Tops – denen mit Kontrollneurose wahrscheinlich – für Entsetzen, Topdrops, Spielverweigerung auf unabsehbare Zeit.

Wie kann man Sex haben, ohne die Kontrolle zu verlieren? Indem man nicht nur sich selbst, sondern auch und vor allen Dingen seinen Sexualpartner kontrolliert. Das ist natürlich schwierig in der freien Wildbahn, mit dem gemeinen Vanilla. Aber im SM-Kontext funktioniert es wunderbar. Da kann man sich ein an Händen und Füßen gefesseltes, striemenverziertes Wesen zwischen die Beine schieben, das ohne Erlaubnis nicht einmal zu atmen wagt.

Trotzdem sind Kontrollneurotiker in der Regel ja gar nicht so glücklich über ihr permanent perfekt funktionierendes Kontrollzentrum im Kopf. Denn sie wissen, wie schön es sein kann, die Kontrolle zu verlieren. Auf der sadomasochistischen Spielwiese finden sich immerhin Stellvertreter, die einen Kontrollverlust spürbar, nachvollziehbar vorführen. Kontrollverlust lässt sich hier outsourcen sozusagen. Das Delirium, das der dominante Kontrollfreak sich selbst nicht gönnt, kann er am anderen, in seinem Blick, seinem Atem, in seiner Gänsehaut und seinen Flüssigkeiten, in seinem Beben und Zittern unter der eigenen Hand nach-, mitempfinden.

Und mit etwas Übung lässt sich sogar der eine oder andere Kontrollneurotiker im sadomasochistischen Sicherheitsgurt manchmal gehen. Denn der Unterworfene ist ein ungefährlicher Beobachter des herrschaftlichen Kontrollverlustes.

Das trifft natürlich bei Weitem nicht auf alle Tops zu. Im Gegenteil, es gibt viele, die darunter leiden, dass das Spiel von ihnen verlangt, die Kontrolle zu behalten, damit ihr submissives Gegenüber sie getrost verlieren kann, wo sie doch selbst ebenfalls so gerne von Sinnen wären, die Hunde von den Leinen, die Bestien aus den Käfigen ließen. Solche Tops sind dankbar für jede Spielgelegenheit mit Mentoren oder Co-Tops, die ihnen die lästige Aufgabe der wachsamen Kontrolle abnehmen.

Mona aber weiß, dass sie zu denen gehört, die sich von ihrer Kontrolle nicht trennen wollen. Doch sie findet, daran sei nichts auszusetzen, seit sie im Sadomasochismus einen Bereich gefunden habe, in dem ihre eigene Kontrollneurose andere Menschen nachhaltig glücklich macht.

»Die Feststellung der Begriffe und die Begrenzung der Befugnisse sind die Zügel der Herrschaft.«
Lü Bu We

Grund Nr. 35

Weil wir verantwortungslos durchs Leben kommen

So wie Tops Kontrollneurosen nachgesagt werden, so stehen wir Subs im Verdacht, Verantwortungsphobiker zu sein. Nicht erwachsen werden zu wollen, nicht unser Leben, uns selbst in die Hand nehmen zu können, nicht dem Alltag entgegenzutreten, stark und selbstständig.

Pippi Langstrumpf löst das Problem mit dem drohenden Erwachsenwerden durch die Niemals-gruß-Pillen, ich halte es mir mittels SM vom Leibe. Denn wenn ich mich erst einmal unterworfen habe, dann muss ich in der Regel gar nichts mehr tun, ich muss bloß noch sein und fühlen. Ganz Reaktion und Empfindung werden. Dabei kann ich nichts falsch oder richtig machen, am puren Existieren lässt es sich nicht scheitern, man kann im unmittelbaren, körperlichen Affekt nicht versagen.

Wenn Tom oder Mona da sind, kann ich den Kopf verlieren und trotzdem einen haben. Ich brauche nicht mehr selbst zu denken, wenn ich einen aufmerksamen Top in meiner Nähe weiß. Ich sehe mich nicht völlig überfordert mit einem Haufen schwerwiegender Entscheidungsaufgaben konfrontiert. Ich entscheide nicht mehr. Wie weit man geht, ob überhaupt was geht und ob es gut geht, liegt in der Hand des Tops. Und was mir gut tut, was ich brauche, was ich will, dass wissen Mona oder Tom viel besser als ich, wenn ich mich gerade ins submissive Nirvana entferne.

Mit etwas Glück reicht die Möglichkeit der Verantwortungsabgabe über das Spiel hinaus in den Alltag hinein. Weil Tops in der Regel eben wirklich Kontrollneurotiker sind und auch leicht größenwahnsinnige Krieger manchmal, die sich gerne der Aufgabe stellen, ein gegen die Wand gefahrenes Leben wieder in Stand und in Gang zu setzen, die sich wacker dem Chaos ihrer Lieben stellen, um ihm mit ihrem eigenen Ordnungssinn und ihrer geballten Dominanz zu Leibe zu rücken. Ich muss mir meine Deadlines nicht merken, weil mich Mona und Tom rechtzeitig auf sie aufmerksam machen. Ich muss nicht daran denken, meinen Ausweis verlängern zu lassen, weil die beiden mich daran erinnern. Ich muss nicht wissen, wie man eine Steuerklärung macht, weil Mona das für mich erledigt. Ich muss nicht merken, dass es Zeit ist zu gehen, weil Tom mich von der Tanzfläche zerrt, mir mein Glas aus der Hand nimmt und mich sicher nach Hause fährt.

Natürlich ist das alles Quatsch. In der Regel scheitern Tops bei ihrem Versuch, anderer Leute Leben zu regeln[16]. Dann sind sie deprimiert, komplexbeladen und vielleicht sogar in Trennungsstimmung.

Ich für meinen Teil habe nicht das geringste Interesse an einem ordentlichen Leben. Auf meine Deadlines weist mich mein Lektor hin, mein abgelaufener Ausweis ist unwichtig, solange ich einen gültigen Reisepass habe, für Steuererklärungen gibt es Steuerberater und ich verbitte es mir, nach Hause transportiert zu werden, wenn mir danach ist, mich an der Nacht wund zu tanzen, mich und meinen Körper gnadenlos zu schänden für den Genuss des Augenblicks. Manchmal möchte ich erleben, wie der DJ seine Sachen packt und das Licht angeht, dass einem die Augen brennen, ich möchte diesen letzten Wodka mit dem Barkeeper und den schwankenden Weg nach Hause in der Morgensonne neben unbekannten neuen Freunden, das erste, ofenfrische Croissant und dann, zu Hause, Toms vom Bett aufgeheizten Körper, seine schlafvollen Lippen, sein genuscheltes: »Da bist du ja schon.«

Ich sterbe nicht daran, und wenn doch eines Tages, dann habe ich zuvor gelebt.

Genauso wenig kann ich verantworten, Mona oder Tom mit der Verantwortung für unser gemeinsames Spiel allein zu lassen. Sie verwandeln sich zwar manchmal in Götter, aber sie schaffen das nur, wenn ich ihnen dabei helfe. Denn eigentlich sind sie Menschen und können als solche weder Gedanken lesen noch hellsehen. Niemand ist ich, außer ich selbst vielleicht, manchmal, also weiß niemand, was gut für mich ist, außer mir selbst, vielleicht, manchmal. Und kein Top, der mir gefällt, kriegt ein großartiges Spiel hin, wenn er nicht mit gewaltiger, submissiver Energie und Kreativität dabei unterstützt wird. Gute Tops sind nämlich sehr verletzliche, einfühlsame, liebevolle Wesen.

Aber es gibt diese Theorie, nach der im Spiel (in jedem Spiel, in Kinderspielen, in Brettspielen, in sportlichen und wahrscheinlich auch in erotischen Spielen) spielerisch Wichtiges fürs Leben gelernt werden kann. Das Spiel als gesicherter Experimentierraum für sinnvolles Verhalten. Also lerne ich vielleicht im Spiel, wie ich fallen kann, ohne abzustürzen (indem ich meine Flügel nutze, beispielsweise), wie ich Kontrolle und Verantwortung abgeben kann, ohne mich selbst tatsächlich hilflos und schwach zu machen.

Vielleicht hilft mir SM, mein Bedürfnis nach der Erlösung von Verantwortung mit meiner eigenen Stärke zu vereinen, beides ausleben zu können, in einem geschützten, gesicherten Rahmen.

Vielleicht könnte mir hierbei auch ein Therapeut helfen, aber mutmaßlich brächte der mich nicht zu so vielen Orgasmen wie Mona und Tom es tun.[17]

»Ein Volk ist für seine Machthaber durchaus verantwortlich.«
Paul Bertololy

Grund Nr. 36

Weil Schläge gut für die Durchblutung sind

Ich beschließe, meinem geschundenen Leib ein wohlverdientes Entspannungsbad zu gönnen. Während das Wasser über Rosen- und Minzeöl plätschert, betrachte ich meinen nackten Körper im Spiegel. Bevor ich anfing, mich quälen zu lassen, sah ich immer gleich aus. Von der Bräune (oder auch Röte) im Sommer, blauen Flecken an den Schienbeinen nach Fahrradstürzen und kaum ins Gewicht fallenden Gewichtsveränderungen einmal abgesehen.

Jetzt erstrahlt mein Hinterteil mit schöner Regelmäßigkeit in den schillerndsten Farben und sieht dabei immer anders aus. Er ist ein saftiges, expressionistisches Kunstwerk, Ausdruck der Intensität von Monas und meinem Empfinden füreinander. Wie schön. Und sicher auch gesund. Ich habe mal gehört, dass Schläge gut für die Durchblutung sein sollen. Weil nämlich durch mechanische Belastung des Gewebes (was bei Schlägen ja passiert, wenn man meinen verführerischen Pfirsich-Po einmal als schnödes Gewebe betrachten will) irgendwelche Gewebshormone freigesetzt werden, die dann wiederum zur Erhöhung der Durchblutung führen.

Allerdings hat mir ein befreundeter Mediziner kürzlich erklärt, dass das nur bei verhältnismäßig sanften Klapsen funktioniere. Sobald sich Hämatome bilden (also diese Kunstwerke, die meine weiche Haut gerade zieren), werden nämlich die Gewebshormone aus Gründen, die ich nicht verstanden habe, wieder gebunden, womit der ganze schöne durchblutungsfördernde Effekt im Eimer ist. Und sich Cellulite sogar noch verstärken kann. Aber das sieht ja zum Glück keiner in den schummrig beleuchteten Clubs oder unter den blauen Flecken am nächsten Tag …

»Die Sklaverei lässt sich bedeutend steigern,
indem man ihr den Anschein der Freiheit gewährt.«
Ernst Jünger

Grund Nr. 37

Weil man durch Schläge abnimmt

Glaube ich zumindest. Den befreundeten Mediziner habe ich dazu lieber nicht befragt, er scheint Vergnügen daran zu haben, mir meine Theorien zu vermiesen. Aber Sadisten müssen doch beim Hauen Kalorien verbrennen, das ist schließlich körperliche Extrem-Betätigung!

Ich finde auch wirklich, dass Tom und Mona ziemlich straffe, muskulöse Oberarme haben. Ab und an muss man seine Beute ja auch kunstvoll verschnüren und aufhängen, oder man muss sie tragen, weil sie aufgrund der vorausgegangenen Fesselung oder Verpackung nicht bewegungsfähig ist. Oder man muss sie überhaupt erst einmal jagen und unter Einsatz seiner eigenen körperlichen Unversehrtheit erlegen. Und Masochisten winden, schlängeln, krümmen, kugeln sich und strampeln, zappeln, springen, treten ja unter Schlägen auch ziemlich häufig und ziemlich heftig. Ihre Tops tun dann manchmal so, als fänden sie dieses Benehmen völlig unangebracht und auf jeden Fall zähmungsbedürftig, aber in Wahrheit gefällt ihnen unsere körperliche Agilität sehr gut, glaube ich. Also verbrennen wir auf jeden Fall im sadomasochistischen Spiel schon mal mehr Kalorien, als wir es täten, wenn wir im Bett herumliegend Zärtlichkeiten austauschten.

Und dann verbrennt man ja beim Sex immer jede Menge Kalorien. Devote Frauen haben, glaube ich, im gesamtgesellschaftlichen Vergleich überdurchschnittlich viele Orgasmen. 11 Höhepunkte pro Spiel müssen sich doch an der Taille bemerkbar machen! Der Haken liegt natürlich in dem großen Hunger, den man nach einer Session oder spätestens am nächsten Tag verspürt und in der Regel auch stillt.

»Das tiefste Glück des Menschen liegt in seiner Einbildungskraft.«
Marquis de Sade

Grund Nr. 38

Weil SM ein guter Grund für einen dicken Arsch ist

Aber wenn das mit dem Abnehmen in Wahrheit nicht so hinhauen sollte, wie ich mir das denke, dann ist das auch nicht weiter tragisch, denn an SMern macht sich ein dicker Arsch ausgesprochen gut.

Schließlich kann man mehr schlagen, je mehr Schlagbares vorhanden ist. Masochisten mit dickem Arsch haben es leichter, Sadisten zu Handgreiflichkeiten zu verführen, weil ihr dazu einladender Körperteil eben wirklich nicht zu übersehen ist. Und andererseits kann ein imposanter Körperumfang auch durchaus einschüchternd wirken. Ich denke da an diese paarweise angeordneten Fleischberge aus Titten, Arschbacken und Schenkeln, in deren Ritzen es sich verschwinden, ersticken oder wohlig geborgen sich einigeln ließe.

Wobei natürlich auch zerbrechlich-filigrane Subs und magere Tops und überhaupt jeder Körper ausnehmend reizvoll sein kann, keine Frage. Aber: je dicker der Top, desto leichter die Atemreduktions- und Fixierungsspiele. Wenn er erst einmal auf seinem Opfer liegt, tut dieses keinen Mucks mehr. Überhaupt müssen vor Zeiten von Fast Food und Discounterflut sich hierarchische Strukturen im realen Gesellschaftsraum unter anderem durch Körperumfänge inszeniert haben. Die gefräßige Herrschaft, die sich bei ihren ausufernden Fressorgien von der vor Hunger und Arbeit abgemagerten Dienerschaft mästen ließ. Und dieses Bild verdirbt mir schon wieder die Lust am Fett und dem ganzen D/S-Kram.

»In allen Bereichen haben wir zunehmend das Ding ohne sein Wesen. Wir haben Bier ohne Alkohol, Fleisch ohne Fett, Kaffee ohne Koffein – und sogar virtuellen Sex ohne Sex.«
Slavoj Žižek

Grund Nr. 39

Weil wir auch als Laien medizinisches Know-how besitzen

Einer unserer Vorteile ist übrigens der, dass wir, auch wenn wir weder Krankenpfleger noch Ärztin und nicht einmal Tierleichenpräparator sind, trotzdem über den allgemeinen Nicht-Mediziner-Durchschnitt hinausgehende medizinische Kenntnisse haben. Zumindest manche von uns.

Die nämlich, die Katheter legen oder legen lassen. Die Klistiere zum Einsatz bringen. Die vielleicht tatsächlich Blut abzapfen. Die, die Atmung kontrollieren. Die, die Nadeln setzen. Die, die schneiden. Auch schon die, die gerne fesseln und deswegen wissen müssen, welche Körperregionen auf keinen Fall eingeschnürt werden dürfen, weil sonst wichtige Venen, Arterien oder Organe gequetscht werden. Im Grunde genommen muss selbst der, der schlägt, wissen, wo Nieren und Wirbel und Kieferknochen sind, damit er von selbigen die Finger lässt.

Das sind nicht zu verachtende Fähigkeiten, die uns zu besonders wertvollen Mitgliedern der Gesellschaft machen. Wenn Sie das nächste Mal an der Bushaltestelle oder beim Bäcker ein Problem mit dem Wasserlassen bekommen, werden Sie froh sein, wenn einer von uns in der Nähe ist, der Ihnen einen Katheter legen kann!

»Die Sado-Maso-Salons werden mir zu teuer.
Ich gehe jetzt vermehrt zu meiner Dentalhygienikerin
oder zur Physiotherapeutin.«
Gerhard Kocher

Grund Nr. 40

Weil wir »GERMANY'S NEXT TOPMODEL« mit Gewinn sehen können

Tom und Kai zappen sich durchs Abend-Fernsehprogramm. Ich leiste ihnen einen Moment Gesellschaft. Begeistert sind wir alle nicht. Was fehlt, da sind wir uns einig, ist die vierte Staffel von *Germany's Next Topmodel.* Für Vanillas mit einem Funken von Grips in der Birne muss das eine ziemlich quälende Sendung gewesen sein.

Wir SMer hingegen hatten durchaus Vergnügen daran. Weil es im Grunde genommen um nichts anderes ging, als darum, süße, junge, unsichere und unterwürfige Dinger in erniedrigende, anstrengende, sexuell degradierende, peinliche oder verängstigende Situationen zu bringen. Mit dem krönenden Abschluss der öffentlichen Abkanzelung durch Heidi Klum.

Wie sie aufgeregt und ängstlich hinter der Bühne auf und ab flatterten, die kleinen Mädchen, wie sie sich furchtsam aneinanderschmiegten, um dann bleichen Angesichts mutterseelenallein den schweren Gang vors Tribunal zu tun, dem die große, kalte, gnadenlose Heidi Klum vorstand. Wie sie ihre Opfer warten, wie sie die Angst in ihnen wachsen ließ und das Bewusstsein um die Millionen von Fernsehzuschauern, die ihrer Bloßstellung beiwohnten. Wie sie ihnen alsdann unerbittlich ihre Fehler aufzählte. Wie sie Enttäuschung, Unzufriedenheit, Verachtung vermittelte. Wie die kleinen, süßen Mädchen zusammenbrachen unter ihren harten Worten, wie sie rot anliefen, wie sie stotterten und ganz oft auch weinten, wie sie kleinlaut zu Boden sahen und sich entschuldigten, Besserung gelobten. Und wie Heidi Klum dann fast immer doch noch das erlösende Bild zückte, welches als Ticket in die nächste Runde diente.

Wie dann alle Angst von den Kleinen abfiel, wie die Körper sich öffneten, weiteten, die Gesichtchen strahlten, die Tränen plötzlich der Freude geschuldet waren, wie die lammfrommen Engel in vorbildhafter Ergebenheit ihrer Peinigerin um den Hals fielen, die es ihrerseits nicht versäumte, in kürzester Zeit wieder die gebührende Distanz aufzubauen.

D/S pur. Schade nur, dass Heidi Klum so gar keine Ausstrahlung und absolut nichts Reizvolles in unseren Augen besitzt. Aber man kann nicht immer alles haben. Nur meistens.

»Ein Schwein mit goldenem Halsband
bleibt dennoch – ein Schwein.«
UKRAINISCHES SPRICHWORT

KAPITEL FÜNF

KÖNNEN KOMMT VON KÜSSEN

Grund Nr. 41

Weil wir immer saubere Fenster haben

Es ist Sonntag. Mona hat frei und findet, dies sei eine gute Gelegenheit für einen ausgiebigen Wohnungsputz. Damit gar nicht erst Schludrigkeit im neuen Heim Einzug halten kann. Sie möchte mit dem Putzen der Fenster beginnen. Hierzu benötigt sie einen Teppichklopfer und einen großen Dildo. Um mich zu bestrafen, wenn ich Streifen hinterlasse beim Putzen oder mich aus dem Konzept zu bringen, wenn ich keine hinterlasse, damit ich es dann doch tue und sie mich züchtigen kann.

Früher habe ich Fensterputzen gehasst und es deswegen auch höchst selten getan. Was im Sommer manchmal schon etwas schade war, weil die Sonne dann bloß ganz grau gefärbt in meiner Wohnung ankam.

Jetzt werde ich sicher immer saubere Fenster haben, denn sie zu putzen, wenn Mona dabei ist, mit Teppichklopfer und Dildo, bereitet mir durchaus Vergnügen.

Dass man aus einer sauberen Wohnung heraus durch blitzblanke Fenster schauen kann und dafür nicht arbeiten oder Putzfrauen bezahlen muss, sondern bloß seine Lust auslebt, ist einer dieser Punkte, die definitiv die Produktivität von SM belegen.

»Sauberkeit ist am empfänglichsten für Flecke.«
Jerzy Grodek

Grund Nr. 42

Weil wir lernwillig sind

Wenn ich ehrlich sein soll, wusste ich früher gar nicht genau, wie man Fenster putzt. Mona hat mir das beigebracht. Da war sie natürlich nicht die Erste, aber früher habe ich nie zugehört, weil es mich nicht interessiert hat. Das ist jetzt anders.

Man kann allerhand Brauchbares durch SM lernen. Ich bin inzwischen gut im Hemden bügeln, weil Tom und ich eine Weile dieses Spiel gespielt haben, bei dem ich ihm ein weißes Hemd für den nächsten Arbeitstag bügeln musste und für jede Falte, die ich hinterließ, einen Rohrstockhieb bekam. Er machte absichtlich Falten in die frisch gebügelten Hemden oder behauptete, Falten zu sehen, wo gar keine waren. Ronja wiederum hatte mal was mit einem Volksschullehrer für Englisch. Zu seinem Unterrichtsmaterial gehörten Listen mit Grammatikregeln, Wortgruppen, Ausnahmen und so weiter. Diese Listen standen auf Blättern, welche laminiert werden mussten. Von Ronja. Ronja, die diese kleinen Laminier-Maschinchen noch nie zuvor gesehen hatte, laminierte also fleißig vor sich hin, während der Volksschullehrer sie von hinten nahm und ihr ins Ohr flüsterte: »Konzentrier' dich!«

Kai, der exquisit kochen kann, sagt, er habe sich diese Fähigkeit angeeignet, um dominanten Damen besser zu Diensten sein zu können. Mona lässt mich manchmal altertümliche Liebesgedichte auswendig lernen, durch deren Vortrag ich ihr dann zu huldigen habe. Von Ohrfeigen unterbrochen und an den Anfang zurückbefördert, falls ihr mein Vortrag nicht gefällt. Leider vergesse ich die hübschen Gedichte meist schon am nächsten Tag. Aber die Geheimnisse des Fensterputzens werde ich mir merken, wirklich!

»Leben muss man ein Leben lang lernen, und, darüber wirst du dich vielleicht am meisten wundern: ein Leben lang muss man sterben lernen.«
Seneca der Jüngere

Grund Nr. 43

Weil wir Spaß an Unspaßigem haben

In diesem Zusammenhang sei erwähnt, wie wunderbar SM gegen Unlust an Tätigkeiten, die sich nicht vermeiden lassen, helfen kann.

Wenn Kai abends keine Lust hat, laufen zu gehen, befördert ihn Mona durch den Hinweis in seine Sportklamotten, dass eine Ausnahmefrau wie sie einen durchtrainierten Mann zu ihren Füßen verdient habe, dass er sich durchaus ein bisschen anstrengen könne, um ihr Gefallen zu gewinnen, dass sie alles andere als Affront gegen ihre Person auffassen würde.

Mich zwingt Mona manchmal, Abende lang auf Partys oder in Kneipen Mineralwasser zu trinken. Das hat den Vorteil, dass ich am nächsten Abend keine Kopfschmerzen habe. Der Nachteil dabei ist für gewöhnlich, dass spätestens das dritte Mineralwasser zum Sterben langweilig ist. Wenn Mona es mir aber aufzwingt, schmeckt es wie pures Aphrodisiakum.

Mit ihrem Volksschullehrer hatte Ronja ein paar Abende lang englische Vokabeln gelernt. Dabei kauerte sie auf dem Boden und bekam für jedes richtige Wort eine Weintraube zugeworfen, die sie mit dem Mund aufzufangen hatte und für jede falsche Vokabel eine Tritt. Leider war dieses Spiel das einzige Spannende an dem Mann und das genügte Ronja auf Dauer nicht.

Ich weiß nicht, ob ich jemals meine Magisterarbeit fertig geschrieben hätte, wenn da nicht Tom gewesen wäre, der rohrstockbewaffnet die Ergebnisse meiner Nachmittage in der Bibliothek überprüfte. Es ist nicht so, dass es ihm gelungen wäre, mich zu disziplinieren.

Das gelingt keinem. Aber die drohende Strafe, die doch eigentlich lustvoll ist und fast immer in Sex mündet, verlieh dieser staubtrockenen Magisterarbeit einen magisch-erotischen Glanz, durch welchen ich sie lieb gewinnen konnte. Und dieser Glanz glänzte zu meinem Glück auch dann noch weiter, als Tom seinen erzieherischen Ehrgeiz schon längst wieder vergessen hatte.

»Es liegt in der menschlichen Seele,
das Vergnügen da am höchsten zu empfinden,
wo es am meisten an Gefahr grenzt.
Nichts entwickelt die Fähigkeiten der Seele
schneller als Gefahr und Bedürfnis.«
Sophie Mereau

Grund Nr. 44

Weil wir nicht sehr viele Möbel brauchen

Was submissive Menschen gerade in frisch bezogenen Wohnungen unverzichtbar macht, ist, dass sie sich nicht bloß als Sexualobjekte, sondern auch als Möbelstücke nutzen lassen.

Wir sind uns noch nicht einig, ob wir ein Sofa kaufen sollen oder lieber ein Bett in den Raum stellen sollen, den wir zum Essen und Spielen nutzen. Und wie das Bett oder das Sofa aussehen sollte. Und ob nicht doch eine Hängematte die bessere Alternative wäre. Oder ein paar Stühle. Oder ein Matratze auf dem Boden.

Weil wir uns nicht entscheiden können, gibt es momentan nichts davon. Und da ist es natürlich von großem Vorteil, dass man zur Not auf Kai oder mir Platz nehmen kann. Man könnte auch Kai beispielsweise als Sitzgelegenheit benutzen und mich als Fußableger. Oder aber als Beistelltischchen. Indem ich kniend und über Stunden ein Tablett halte, auf dem Gläser, Aschenbecher, Fernbedienungen und Telefone abgelegt werden können. »Das machst du doch keine fünf Minuten mit!«, orakelt Tom und ich denke, da hat er recht. Er könnte aber sicher mit etwas Einsatz einen Sklaven oder eine Sklavin finden, die Vergnügen an derlei Tätigkeiten haben.

Immerhin bin ich minutenweise ein ziemlich guter Kerzenständer. Diverse Öffnungen stehen zur Unterbringung der Lichter zur Verfügung. Sklaven können auch als Fußabtreter, Handtuch oder Lappen benutzt werden. Und wenn Mona keinen Aschenbecher zur Verfügung hat, kann sie in meine Hände aschen. Oder auf meine Zunge. Leider raucht sie nicht mehr.

»Statt Hütten für sich,
bauen tausende Prachtwohnungen für wenige.«
Arthur Schopenhauer

Grund Nr. 45

Weil jeder Depp, der SM macht, auch Kunst machen kann

Mona und ich schminken uns gemeinsam, während die Herren die Reste des Abendessens abräumen. Wir werden uns heute alle zusammen ein Kabarett-Programm ansehen, das die SM-Szene zum Thema hat. Es ist wirklich erstaunlich, wie viele ambitionierte Künstler sich in unseren ja doch überschaubaren Reihen finden. Schriftsteller (vor allen Dingen Dichter), Musiker, Tänzer, Schauspieler, (Selbst-)Darsteller jeglicher Couleur, Regisseure (und solche, die es werden wollen), Fotografen über Fotografen, rudelweise Modelle, Designer außerdem auch Goldschmiede, Schreiner, Bildhauer und so weiter und so fort.

Es schießen quasi täglich neue Zirkel und Stammtische für Bühnenkünstler, Literaten, Liedermacher, Tangotänzer, Bücherfreunde, Gedichtesammler, Hobbymaler und Profifotografen aus dem Boden, auf dem wir uns bewegen. Der Drang der Sadomasochisten zur künstlerischen Betätigung ist durchaus verständlich, und zwar aus zwei Gründen:

Zum einen liegt der Zusammenhang zwischen Kunst und Erotik ja nun wirklich auf der Hand, und das seit Anbeginn der Menschheit. Der Tanz ist so sehr Ausdruck erotischer Energien, dass man ihn fast schon als Vorspiel bezeichnen könnte (wobei nicht jedes Vorspiel zu seiner Vervollkommnung ein Hauptspiel benötigt).

Das Theater ist seinen Wurzeln nach Ritual und Fest, die Musik Bekundung und Erweckung von Sinnlichkeit, die Dichtung und die Bildhauerei unter anderem existent, um die Schönheit des Menschen und der menschlichen Liebe zu ehren, zu feiern, zu bekunden und immer wieder aufs Neue zu erzählen. Gerade die sadomasochistische Erotik bietet sich als Objekt von Kunst an, da sie voll ist von Zeichen, Symbolen, Requisiten und Reliquien.

Da sie oftmals verborgen, verschleiert, uneindeutig und nur dezent durchscheinend auftritt.

Zum anderen haben wir Sadomasochisten einen großen Bedarf an sadomasochistischen Künstlern. Wir verzehren uns, besonders in der Entdeckungsphase unserer Leidenschaft, nach Büchern, die Geschichten von solchen wie uns erzählen, nach Bildern und Filmen, die unsere Lust spiegeln und anregen, nach Menschen, die unserem Empfinden auf der Bühne Ausdruck verleihen. Deswegen muss man kein Genie sein, um uns zu beglücken.

Wo das Publikum gierig und die Konkurrenz nicht eben furchterregend ist, kann sich der Neu-Künstler furchtlos ins Rampenlicht trauen.

»Kunst ist das, was übrigbleibt,
nachdem alles an ihr bis ins letzte analysiert worden ist.«
MARTIN KESSEL

GRUND NR. 46

Weil Scheitern mittels SM viel mehr Spaß macht

Was untalentierte, aber leidenschaftliche Künstler des Weiteren wertvoll macht in der SM-Szene, ist ihr reizvolles Scheitern. Der Vorgang des Scheiterns steht generell hoch im Diskurs-Kurs seit einigen Jahren, was kein Wunder ist. In einer Leistungsgesellschaft müssen sich zwangsläufig früher oder später ein paar Rebellen zu Wort melden, die ganz revolutionär ein Loblied auf das Scheitern singen. Selbiges etabliert sich sehr schnell, da eine Leistungsgesellschaft selbstredend weniger Widerstand erregt, wenn sogar dem Misserfolg in ihr noch etwas Glanzvolles anhaftet, auch das Versagen sich zum Erfolg umdeuten lässt. Also: Scheitern als Chance, Scheitern als Wachstum. Scheitern als Lernprozess. Psychologisch betrachtet: Scheitern als Bruch, in dem Raum sich zeigt. Im Scheitern sich selbst erfahren und die eigenen Grenzen. Mut zum Scheitern lernen. Sich selbst auch im Scheitern noch bejahen. Durch das Scheitern noch mal auf Los gehen, noch mal würfeln, noch mal eine Karte ziehen und grenzenlosen Möglichkeiten ins Auge sehen.

Die Kunst wusste sowieso schon immer um die narrativen Vorteile des Scheiterns im Vergleich zu eintönig aneinandergereihten Erfolgserlebnissen.

Und wir? Wir lieben das Scheitern auch. Denn es ist so herrlich demütigend.[18] Es ist eine dieser vielen Gelegenheiten, wo wir dank unserer magischen Kräfte etwas Negatives in etwas Lustvolles umdeuten. Und nebenbei Salben auf Seelenwunden schmieren, die auch nach dem Abschwellen der Geschlechtsorgane noch wirken.

Weil das Spiel um Demütigung ein Spiel der Liebe und der Anerkennung ist. Weil wir daraus den Schluss ziehen, trotz allem Scheitern Zuneigung, Respekt, Aufmerksamkeit und Zärtlichkeit entgegengebracht zu bekommen. Also trotzdem und immer noch wunderbar zu sein, weil wir wir sind, unabhängig von unseren mehr oder weniger erfolgsgekrönten Handlungen.

»Es gibt in jedes Menschen Leben Momente,
wo es besser wäre, mit seinen Absichten zu scheitern,
als Erfolg zu haben.«
WILLY MEURER

Grund Nr. 47

Weil SM kunstvoll ist

Wer seinen Sadomasochismus halbwegs angemessen pflegt, der ist übrigens so oder so ein Künstler, ob er nun will oder nicht. SM ist Lust an Sex und zugleich Lust am Schöpfen, Kreieren, am kunstvollen Vermitteln innerlichster Ereignisse.

Jedes SM-Spiel ist ein Rollenspiel. Auch, wenn wir nicht Lehrerin und Schüler, Gangster und Gangsterbraut, Psychopath und Geisel, Hexe und Schlampe, Major, Gynäkologe, Kindermädchen, Baby, Hure, Braut, Dienerin, Zofe, Butler, Bauchtänzerin oder was auch immer spielen, sondern einfach wir selbst sind, dann sind wir doch dieser Teil von uns, der sonst sehr verborgen in uns schlummert und von uns auch bewusst in der Verborgenheit gefangen gehalten wird, damit er uns nicht im Alltag behindert.

Jeder Schauspieler spielt in jeder Rolle immer auch sich selbst und trotzdem ist er Schauspieler. Ausschließlich grausame Herrscherin oder unterwürfige Dienerin zu sein, ist immer ein Schauspiel, denn wir verbergen dem Spiel zuliebe die vielen anderen Facetten unseres Selbst.

Die Wahrheit, die ich verberge, ist: Ich bin nie ganz ohnmächtig, so wie mein Gegenüber nie pure Macht ist. Wenn ich Gehorsam bis in alle Zeiten schwöre, ist das ein Theatertext, denn tatsächlich hört mein Gehorsam zwei Stunden später am Ende des Spiels auf. Wenn Mona voller Verachtung ist, dann ist das gespielt, denn in Wirklichkeit verehrt sie mich.

Aber wir spielen nicht nur Theater. Wir machen auch Musik. Aus Schlägen, Kratzern, Schreien, Seufzern, Stöhnern. Aus den Geräuschen, die aneinanderreibende, feuchte Haut macht, die beim Abreißen von Folie entstehen, aus dem Surren der Seile.

Wir entwerfen Kleider, Make-ups, Figuren.

Wir geben Performances.

Wir inszenieren Räume, machen uns Gedanken über Dekoration, Requisite, Licht, Athmos, Musik, Statisterie.

Wir schreiben uns Liebesbriefe, die voller Poesie von unserer Leidenschaft zueinander sprechen.

Wir tanzen.

Wir schenken uns einander manchmal in einer banalen, direkten, unmittelbaren Purheit, die ihresgleichen sucht, und manchmal in einer künstlerischen Bearbeitung, die, was wir vermitteln wollen, nur umso einsichtiger transportiert und die außerdem von unserer Mühe füreinander, von unserer Anstrengung für den anderen, von unserem täglichen Werben zeugt.

Wir leben Sexualität einerseits in ihrer natürlichen, weil von Normen und anderen Zivilisationserrungenschaften freien Form. Andererseits verfremden wir Sex manchmal zu einem kunstvollen Produkt der durch und durch zivilisierten, verkopften Welt, kleiden die Lust in Lack und Latex, in Bondage-Videos und 300-Euro-Peitschen mit eingebautem Dildo.

Wir schenken uns vielfach und vielfältig.

»Das Leben ahmt die Kunst
weit mehr nach als die Kunst das Leben.«
Oscar Wilde

Grund Nr. 48

Weil SM Ritual ist

Das Theater hat seine Wurzeln im Ritual und auch das sadomasochistische Spiel hat ritualhaften Charakter. Das Ritual vereinigt eine Gruppe, festigt ihre Gemeinschaft, die auf der Akzeptanz gewisser Normen beruht. Das Ritual verändert nicht. Es stellt dar. Es genießt, manifestiert und bejaht das schlichte So-Sein.

Im Ritual huldigen wir der Präsenz des Geheimnisvoll-Ungewöhnlichen, das vom Alltag ausgegrenzt ist, dem wir mit Hoffnung und Angst gegenüberstehen. In der Regel ist es etwas Heiliges, ein Heiliger, ein Gott, dem da dergestalt gehuldigt wird.

Doch wir huldigen keinem Gott. Wir huldigen der Macht. Durch im Großen und Ganzen immer gleiche oder im Kern sich gleichende Gesten, Worte, Symbole und Handlungen huldigen wir dem beängstigenden und faszinierenden Mysterium der Herrschaft und Unterwerfung. Dabei hat immer mindestens einer der Beteiligten Macht zu verkörpern. Durch Haltung, Gestus, Tonfall, Wortwahl und Handlungen. Und mindestens einer hat die Macht anzubeten und zu stützen. Durch Unterwerfung, Hingabe, Ergebenheit, Gehorsam, Demut.

Wir entwerfen ein heiliges Kraftfeld der Macht, das zwischen uns vibriert, uns auf Abstand und beieinander hält. Schließlich sind es die ebenfalls immer gleichen Handlungen, Worte, Gesten, mit denen wir dieses Kraftfeld aus unserer Mitte verbannen, um es um uns herum zu legen, damit wir in seinem Inneren, sicher und geborgen wie der Embryo im Ei, zueinander finden können.[19]

»Ich habe keine Rituale –
bis auf Sachen, die man immer wieder gleich macht.«
Michael Ballack

Grund Nr. 49

Weil wir Sex erkennen, wo andere bloß Sport sehen

Kennst du Apollonia? Nein? Wie bedauerlich für dich. Apollonia tut allerlei interessante Dinge, zum Beispiel sieht sie leidenschaftlich gerne Fußball. Die Zusammenfassung des letzten von ihr genossenen Spiels bekommen wir – also Tom, Mona Kai und ich – in einem kleinen, zwielichten Kabaretttheater serviert, in dem sie auftritt.

Apollonia ist nun keineswegs eingefleischter Fan. Sie hat, soweit ich weiß, auch keine Lieblingsmannschaft, erst recht keinen Lieblingsspieler. Warum zum Teufel sie dann Fußball sieht? Nun ja, sie versteht es wie kaum eine, auch den alltäglichsten Situationen eine luststeigernde sadistische Komponente abzugewinnen. Und es bereitet ihr großes Vergnügen, zu beobachten, wie die süßen Jungs sich auf dem verregneten Rasen flachlegen, wie sie von oben bis unten besudelt einen so entzückend erbärmlichen Anblick abgeben, wie sie gefoult werden, vor Schmerzen laut aufheulen, sich ausdrucksstark zu den Füßen der anderen krümmen – sehr gut gefällt Apollonia auch das Elfmeterschießen, weil ja völlig klar ist, dass einer – Schütze oder Torwart – als jämmerlicher Versager aus der Sache hervorgehen wird, sich selbst seiner Schande durchaus bewusst und dabei von rudelweise Kameras, unbarmherzigen Scheinwerfern und abertausenden grölenden Fans beobachtet wird.

Apollonia fände es allerdings besser, wenn Fußballer nackt spielten, bloß mit einem Buttplug bekleidet, an dem ein Puschel in den Farben ihres Vereins klebte, und ihr fallen seltsame Bilder zu dem Wort Strafraum ein. Unsere Männer, begeisterte Fußballfans, kugeln sich vor Lachen, während meine Herrin und ich verträumt vor uns hin lächeln. Wir hatten gerade angefangen, uns vor dem Sommer zu fürchten, mit dessen Beginn auch die Europameisterschaft sich drohend nähert. Also Abende lang – wir sind ja keine Spielverderber und auch keine Weibchen, die sich von Männerspielen fernhalten – also Abende lang vor irgendwelchen Leinwänden sitzen mit Menschen mit ausgeschaltetem Verstand, während laue Luft zu Spaziergängen, Seegängen, Strandgängen einlädt.

Bloß nicht reden nebenbei, auch nicht tuscheln und nicht SMSen, weil das die Konzentration der anderen störte und irgendwie spüren das auch die Jungs auf dem Feld, wenn man in Gedanken nicht ganz bei ihnen ist – bloß keine blöden Fragen stellen, für deren Beantwortung gerade jetzt wirklich keiner Zeit hat, aber auf jeden Fall mit großen bewundernden Rehaugen zuhören, wenn die Herren einem etwas erklären, was einen nicht die Bohne interessiert.

Diesen Sommer wird es anders sein. Ich entdecke auf dem Gesicht meiner Herrin dieses anregende Leuchten, das bei absoluter Reglosigkeit von höchster innerer Spannung zeugt. Dem Blick des auf der Lauer liegenden Raubtieres nicht unähnlich. Sie wird Fußball dieses Jahr mit ganz anderen Augen sehen und sowohl ihr Süßer als auch ich werden staunen über die erotische Energie, die das Sportereignis in ihr freisetzen wird. Was für ein diebisches Vergnügen es ihr bereiten wird, ihren Liebsten in der 89. Minute vom Fernseher weg und in den Staub zu ihren Füßen zu zerren, mit schalldichter Maske versehen, selbstverständlich.

Ich wiederum könnte mich selbst als zwölften Mann aufs Spielfeld projizieren, mit wippendem Röckchen und hautengem T-Shirt. Niemand würde mich sehen, wenn ich ins Gras bisse, Schlamm fräße, auf der Strecke bliebe. Nur meine Herrin mit ihrem leuchtenden, spöttischen Blick.

Später an der Bar erfahren meine Herrin und ich von unseren Begleitern, dass wir Frauen doch auch wirklich vor gar nichts mehr Respekt hätten, man könne schließlich nicht alles sexualisieren, irgendwo sei doch auch mal Schluss. Ich höre ihnen gar nicht richtig zu. Ich träume stattdessen laut von einer Session mit dieser äußerst amüsanten Apollonia. »Das arrangieren wir!«, versprechen meine Lieben und ich beginne schon mal, mir über ein passendes Outfit Gedanken zu machen. Da müsste es doch beispielsweise irgendwo unter meinem Bett oder in der Abstellkammer oder den Tiefen meines Schrankes noch dieses geschmacklose Käppi in Deutschlandfarben geben, das mir irgendein Idiot während der WM geschenkt hatte, damals, als die *Bild*-Zeitung titelte: Jungs, ihr seid so schwarz-rot-geil. Ob das Apollonia geschrieben hatte?[20]

»Ich glaube, dass der Tabellenerste jederzeit den Spitzenreiter schlagen kann.«
BERTI VOGTS

GRUND NR. 50

Weil wir Geschenke recyceln

Zu Hause wühle ich, während die anderen sich ihren Langsam-Schlafengehen-Ritualen hingeben, in diversen Schränken, Kisten und Koffern, bis ich schließlich strahlend erfolgreich vor meinen Mitbewohnern stehe. Ich trage ein kleines Schwarzes, schwarze Seidenhandschuhe bis über die Ellbogen und – ein Käppi in Deutschlandfarben auf dem Kopf.

Das ist nicht das einzige schwachsinnige Geschenk, welches unsere sexuelle Kreativität vor der Mülldeponie bewahrt hat. Da gab es beispielsweise dieses ominöse Spätzlebrettel, was die Mutter meines Freundes uns mit vielen anderen ähnlichen Präsenten zum Einzug in die neue Wohnung vermachte.

»Schatz«, sagte ich, nachdem die gute Frau wieder gen Süden abgezogen war, »ich gedenke eigentlich nicht, dir jetzt nach schwäbischer Dorfmanier deine Spätzle selbst zu schaben!«

»Nein?«, grinste mein Freund. »Naja, dafür gedenke ich durchaus, dir jetzt nach schwäbischer Dorfmanier deinen Hintern zu versohlen!«

Wir haben viel Spaß mit dem Spätzlebrett.

Derlei Gegenstände gibt es einige. Einen kleinen Weihnachtsmann aus Porzellan von irgendeiner Tante. Man kann ihn als zusätzliches Gewicht an Brustklammern hängen. In demselben Päckchen eingetrudelt: Allerlei Weihnachtssterne aus Plastik oder Holz. Wenn wir einen Weihnachtsbaum gehabt hätten, hätten wir ihn mit diesen Sternen schmücken können. Da wir keinen Weihnachtsbaum hatten, wurde mir die Haut mit den kitschigen Dingern zerkratzt.

Dann gab es dieses wirklich geschmacklose Blümchenkleid mit Puffärmeln und Rüschenausschnitt, das mir aus unerfindlichen Gründen meine Schwester letzten Sommer mitgebracht hatte. Ich war gerade auf dem Weg zum Altkleidercontainer mit dem Ding, als meine Herrin es mir aus der Hand riss. Ein paar Tage später zwang sie mich, sie darin zu einer SM-Party zu begleiten. Wie erniedrigend!

Manchmal geht dieses Geschenk-Recycling-Spiel aber auch daneben. Neulich befahlen mir mein Freund, meine Herrin und ihr Mann, komische chemische Pralinen zu essen, die meiner Herrin von irgendeinem Verehrer vermacht wurden. Aber da streikte ich. Die Dinger schmeckten furchtbar, mir wurde schlecht, ich spuckte um mich, brach in Tränen aus und verkündete, das hier sei kein Spiel sondern menschenverachtende Körperverletzung, meine Grenzen, meine Empfindungen würden nicht respektiert, meine Lust interessiere niemand und ich wisse nicht, ob ich noch weiter mit ihnen allen, überhaupt mit irgendwem spielen könnte.

Inzwischen haben wir uns wieder vertragen.

»Wenn du ein Geschenk erhältst,
fragst du dann, zu welchem Zwecke es dir geschenkt wurde?
Bedenke: Auch das Leben an sich ist ein Geschenk!«
HELGA SCHÄFERLING

KAPITEL SECHS

VON DER PFLICHT ZUM PFLICHTWIDERSTAND (WEHRET DEN PFLICHTEN)

Grund Nr. 51

Weil wir duldsam sind

Lars kommt zum Frühstück vorbei. Mona, Tom und Kai gehen bereits fleißig ihrer jeweiligen Arbeit nach. Ich kredenze meinem übernächtigten Gast Müsli, Obst, Croissants und Kaffee auf dem Balkon. Ich erzähle ihm von der amüsanten Apollonia und von meinen neuen Ansichten über Fußball.

Lars versteht mich vollkommen. Er bereichert meine Theorien zur Erotik des Fußballs um eine entscheidende Komponente: Es seien ja nicht nur die Zuschauer, die sich am Leid der Spieler aufgeilen könnten. Es sei doch auch durchaus denkbar, dass der eine oder andere Spieler erregt werde von der Scham des Scheiterns, dem Brüllen des Trainers, dem Ziehen in der Wade. Zu wünschen wäre es ihnen.

Lars selbst ist Schauspieler und arbeitet gerade mit einem cholerischen, jähzornigen, launischen und ungerechten Regisseur zusammen. Das sei langweilige Scheiße, was er ihm da zeige, hatte er Lars gestern angeschrien, er sei kurz davor, einzuschlafen. So etwas verletzt. Kommt aber in Lars' Job öfter vor. Deshalb hat er sich angewöhnt, derlei Arbeitsbedingungen zu erotischen Situationen umzudenken. Oder es zumindest zu versuchen. Ihm kommt dabei zugute, dass er erstens submissiv ist und zweitens schwul. Es gibt immer noch mehr Männer als Frauen an den Regietischen.

Wenn Proben, wie beispielsweise gestern, einfach nicht aufhören, wenn Lars zwanzigmal hintereinander schreiend auf die Bühne rennen, sich mit einem Kollegen prügeln und eine Treppe hinunterfallen muss, während der Regisseur ihn anbrüllt, dann wiederholt Lars in seinem Kopf immer wieder sein Mantra: *Ich bin sub, ich finde das sexy, ich bin sub, ich finde das sexy, ich bin sub, ich finde das sexy …*

Lars glaubt, er hätte nicht einmal die Aufnahmeprüfung an der Schauspielschule überstanden, wenn er nicht submissiv wäre. Man wartet in Hundertschaften wie ein Herdentier beim Schlachter auf das Ausrufen des eigenen Namens oder – noch schlimmer – der Nummer, die einem zugeteilt wurde, man hat Bauchschmerzen vor Aufregung, muss dauernd pissen oder kotzen, sieht entsprechend aus, steht schließlich zitternd vor einer teilnahmslosen Jury, zieht sich innerlich bis auf die Knochen aus und bekommt anschließend mitgeteilt, welchen Wert oder Unwert man als Bühnenware habe. Dann soll man dankbar einen Knicks machen und sich entweder in Räume der Nichtigkeit trollen oder aber zum vierjährigen Drill antreten.

Gestern hat das mit dem Umwerten der unerquicklichen Arbeitssituation in erotische Spannung leider nicht geklappt. Lars hasst seinen Regisseur, der wohl ein alter, fetter Sack ist. Lars ist fertig und er sieht nicht sehr sexy aus dabei.

»Geduld mit der Streitsucht der Einfältigen!
Es ist nicht leicht zu begreifen, dass man nicht begreift.«
MARIE VON EBNER-ESCHENBACH

Grund Nr. 52

Weil wir nicht ins Fitnessstudio können

Lars rennt dreimal die Woche ins Fitnessstudio und man sieht es ihm an. Aber nutzen tut ihm das nichts, denn er ist trotzdem meist allein im Bett. Und wäre das anders, dann würde er sich nicht permanent im Fitnessstudio herumtreiben. Weil man das nämlich gar nicht kann als stets befriedigend durchgefickter Masochist.

Weil man seinen vanilligen Sportskollegen den Schock beim Anblick des lustvoll malträtierten eigenen Leibes nicht zumuten kann. Denn die anderen in der Umkleidekabine oder unter der Dusche verstünden eventuell nicht, dass all die Hämatome, Striemen, Kratzer, Bisswunden Spuren exzessiver Orgasmusorgien sind. Die könnten glauben, es handle sich um die sichtbaren Ergebnisse schnöder, nicht konsensueller Gewaltakte. Ich würde von all den starken, durchtrainierten Powerfrauen direkt vom Spind weg ins Frauenhaus verschleppt werden, bei dem armen Tom in der Kanzlei würden die uniformierten Tentakel der Staatsmacht klingeln – wie fürchterlich unangenehm für ihn als Anwalt für Strafrecht, und wie geschäftsschädigend vor allen Dingen. *Er verteidigte Schläger. Wir wissen warum: Er ist selbst einer*! Würde die Boulevardpresse titeln. Daneben prangte ein Foto von mir kurz nach dem Aufstehen, die Augenringe mittels Fotoshop kunstvoll zu Veilchen gewandelt.

Ich würde natürlich zu ihm halten. *Sie besucht ihren Schänder täglich im Knast. Stockholm-Syndrom?* Würde die Boulevard-Presse fragen. Dann ein Foto von Mona mit cooler Sonnenbrille, coolem Mantel und noch coolerem Gesichtsausdruck, wie sie mich vor dem Gefängnistor erwartet. *Welche Rolle spielt sie? Ist sie die Wärterin der Gepeinigten in seinem Namen?* Sie würden herausfinden, das Mona Korsetts schneidert und daraus schlussfolgern, dass sie sich als Zuhälterin betätigt. Ein Foto von mir und Mona vor einer Party. Sie im Kostüm mit weißer Bluse, ich im Minikleid. *Nur geschlagen oder auch auf den Strich geschickt?*

Schließlich würde es mir gelingen, denen klarzumachen, dass ich das doch alles gewollt habe. Daraufhin würde eine Welle des Interesses an der örtlichen SM-Szene durch den Schmierblätterwald wogen und keiner meiner Freunde wäre mehr vor dem Zugriff der öffentlichen Neugier sicher. Am Ende würden die durchtrainierten Powerfrauen, die mich aus dem Fitnessstudio ins Frauenhaus geschleift hatten, an den Pranger gestellt als intolerante und frigide Sex-Feinde. *Warum verbieten sie ihr, ihre Lust auf ihre Weise zu leben? Weil sie selbst schon lange nicht mehr ordentlich durchgefickt wurden?* Würde die Knallerpresse fragen, über einer Fotostrecke von mir im schicken Abend-Make-up und den erschöpften Power-Frauen nach ihrem Sportprogramm.

In Zukunft würden meine durchtrainierten Powerfrauen aus dem Fitnesscenter sich hüten, aktiv zu werden, wenn sie Gewalt und Missbrauch witterten, wie übrigens der Rest der Stadt auch. Gewalttäter jeglicher Couleur hätten leichteres Spiel denn je. Das kann keiner wollen. Also kann ich unmöglich ins Fitnessstudio.

»Fußball ist wie Schach ohne Würfel.«
Lukas Podolski

Grund Nr. 53

Weil wir Spaß an den Jobs haben, die keiner haben will

Stattdessen setze ich mich an meinen Computer und widme mich meinem Roman. Es ist an der Zeit, ein bisschen voranzukommen damit, falls der Roman noch vor der totalen Abschaffung des körperlichen Sexes zugunsten von Cybersex erscheinen soll. Also lege ich munter los. Zwei meiner Protagonistinnen wühlen sich im Hinterhof, zwischen Mülltonnen, in denen tote Fische und lebende Ratten ihr Unwesen treiben, ineinander.

Ich rasple Nacht von deinem Fleisch, flüstert die eine der anderen ins Ohr.

Und dann?

Dann gönne ich mir eine kurze Pause, einen Apfel aus der Küche. Und noch einen. Und noch einen. Nicht, weil ich Äpfel so wahnsinnig gerne esse, sondern weil ich nicht weiß, wie es weitergehen soll. Vielleicht bin ich einfach keine Schriftstellerin. Vielleicht sollte ich das jetzt endlich ein für alle Mal einsehen und mich einer anständigen Tätigkeit widmen.

Ich könnte zum Beispiel Herzchirurgin werden. Aber dafür hätte ich wohl Medizin studieren müssen. Ich könnte eine Autowerkstatt eröffnen. Aber ich weiß nicht einmal, wie der Scheibenwischer von unserem Auto funktioniert. Im Vatikan werden sie mich nicht nehmen und um eine Karriere als Balletttänzerin hätte ich mich früher kümmern müssen. Aber einen Vorteil habe ich gegenüber anderen Taugenichtsen: Ich habe Spaß an Tätigkeiten, die andere Menschen hassen. Weil ich Sex damit assoziiere. Ich könnte also beispielsweise als Putzfrau arbeiten. Oder als Page in so einem chicen Hotel. Als Zimmermädchen. Als Nobelkellnerin. Als Schuhputzerin.

Ich rufe Tom an und frage ihn, was er von meinen Ideen hält, und welches Hotel er mir nahelegen würde. Tom seufzt. Dann erklärt mir mein geliebter Realist, es gäbe einen Unterschied zwischen dem Wienern der Pumps an Monas Fuß und ernsthafter Putztätigkeit, zwischen dem Zu-Diensten-Sein für ein paar Stunden im sadomasochistischen Kontext, wenn man dabei andauernd gevögelt, geschlagen, geküsst wird, und der ernsten Schufterei für miese Ausbeuter. Und ich solle mich doch gefälligst an meinen Roman machen.

»Jede Arbeit ist ein Selbst-Porträt jener Person,
die diese Arbeit getan hat.«
Karl Pilsl

Grund Nr. 54

Weil wir Hure werden können, ohne Sex haben zu müssen

Man müsste wahrscheinlich wirklich sehr viele Stunden als Zimmermädchen arbeiten, damit sich das finanziell lohnt. Von einer Schicht die Woche könnte ich mich kaum ernähren. Und alles, was mehr ist, ist wirklich nicht mehr amüsant. Was aber nicht bedeutet, dass ich gezwungen bin, bis an mein Lebensende auf dem Balkon zu sitzen und Romane zu schreiben. Es gibt da noch diesen anderen Notplan, der Ronja und mir bereits seit Jahren durch den Kopf geistert.

Ich könnte Hure werden. Natürlich nicht so eine, die mit fremden Männern schlafen muss, was schmerzhaft, ekelhaft und im schlimmsten Fall gesundheitsgefährdend sein könnte. Ich würde Domina werden. Dann müsste ich keinen Sex mit niemandem haben, müsste meine Kunden nicht ohne Handschuhe berühren, müsste mich selbst nicht anfassen lassen, könnte ihnen, wenn sie nerven, einen Knebel in den Mund stecken, ihnen eine Maske über den Kopf ziehen oder sie in einen Käfig sperren, und würde dafür wahrscheinlich einen ganz anständigen Stundenlohn bekommen.

Noch besser würde dieser Plan mir gefallen, wenn ich tatsächlich dominant wäre. Wobei Mona gar nichts von dieser Idee hält. Sie sagt, das könnte etwas kaputt machen, Dominanz sei ein sehr sensibles, verletzliches Pflänzchen, das man nicht jedem zum Fraß hinwerfen dürfe und das professionelle Kommandieren sei etwas ganz anderes als die Hingabe an ein begehrtes Opfer.

Ich weiß nicht, ob ich das nachvollziehen kann oder nicht. Ich werde meinem Roman noch eine Chance geben. Aber den Notfallplan verliere ich nicht aus den Augen.

»Freudenmädchen könnte ein so schönes Wort sein.«
Manfred Hinrich

Grund Nr. 55

Weil wir ein ganz eigenes Vergnügen an Elternbesuchen haben

Gegen Abend gehen wir mit Toms Eltern essen. Zufällig treffen wir Ronja dabei. So zufällig ist das auch wieder nicht, denn wir haben Toms Eltern zu unserem Lieblingsitaliener geschleift. Ronja ist mit jemandem in schwarzem Anzug und weißem Hemd da, den ich nicht kenne.

»Hab ich gestern geangelt«, sagt sie, »Sieht doch ganz nett aus, oder?« Er lächelt wirklich furchtbar nett zu uns rüber. Vielleicht hat er Angst, es würde sich bei uns um Ronjas Familie handeln, Eltern, Geschwister, eventuell unter dem Tisch ein Hund, und er würde jetzt gleich herangewinkt werden, um sich vorzustellen. Aber er ist nicht der einzige, der Ronjas und meinem Gespräch mit gewisser Anspannung folgt. Tom scheint sich auch nicht wohl zu fühlen, zwischen Mama und Papa, der leicht und rot gekleideten Ronja gegenüber.

Ich bin wirklich keine Sadistin, aber diese Situation genieße ich. Toms Eltern wissen nicht, was er mit wehrlosen Frauen wie mir anzustellen pflegt. Und das soll, wie Tom findet, auch unbedingt so bleiben. Deswegen macht es ihn nervös, dass Ronja sich an unserem Tisch einrichtet, aus seinem Weinglas trinkt und mich fragt, wie es denn mit Mona auf dieser Party gewesen sei. »Party?«, frage ich, »was für eine Party?«

Tom steht der Schweiß auf der Stirn.

»Wart ihr nicht am Samstag auf so einer Party und sie hat dich völlig geschafft und du hast den gesamten Sonntag im Bett gelegen?«

»Ach ja«, sage ich, »ja, das war geil.«

Tom massiert seine Schläfen.

»Wir hatten wirklich viel Spaß und es waren ganz viele spannende Menschen in spannenden Klamotten da.«

»Super«, sagt Ronja, »und wahrscheinlich kein Männerüberschuss wie sonst immer?«

»Lässt sich nicht so genau sagen«, erwidere ich.

Tom greift zum Glas. Dann sagt Ronja brav auf Wiedersehen und stolziert zurück zu ihrer jüngsten Beute. Wirklich brutal sieht der Kerl nicht aus, aber der Schein trügt ja nur allzu oft. Tom sieht gerade auch nicht brutal aus, eher erledigt. Ich für meinen Teil bin bester Dinge. Das macht Spaß, diese Geheimnis-Nummer, wenn seine Eltern bei uns einfallen. Sie übernachten zwar im Hotel, aber sie haben uns natürlich abgeholt, sie waren furchtbar neugierig auf die neue Wohnung. Sie finden das etwas seltsam, dass wir in einer WG wohnen und dass Mona sicher zwanzig Jahre älter ist als ich und ich glaube, sie finden auch komisch, dass ich sie auf den Mund küsse zum Abschied und sie mir dabei die Hand auf den Hintern legt.

Tom findet, das müsste nicht sein. Und ich hätte ihm auch mal beim Aufräumen helfen können. Den halben Tag wuselte er durch die Wohnung, auf der Jagd nach Indizien unserer Perversität, die dann in verschließbaren Kisten, Kartons, Schränken und so weiter landeten. Ich konnte ihm leider nicht helfen. Ich musste schließlich an meinem Roman arbeiten. Aber ich finde, ich habe etwas gut bei ihm dafür, dass ich mir nicht so etwas wie »Eigentum von Mona und Tom« auf den Hals habe tätowieren lassen.

»Anfangs lieben Kinder ihre Eltern;
wenn sie älter werden, halten sie Gericht über sie;
manchmal verzeihen sie ihnen.«
OSCAR WILDE

Grund Nr. 56

Weil wir eine Outingflatrate haben

Bei mir ist das anders. Ich habe meine Eltern bereits vor geraumer Zeit eingeweiht. Weil sie die Geschichte lesen wollten, die ich über die Weihnachtszeit bei ihnen schrieb. Das sei nichts für Erwachsene, hatte ich ihnen erklärt, das sei ganz pervers. Ich sei nämlich Sadomasochistin und davon handle meine Geschichte. Das waren für meinen Vater eindeutig genügend Informationen. Meine Mutter wollte das genauer wissen.

Ob Tom denn auch – der sei doch aber eigentlich ganz nett – und ob wir andere Menschen wie uns kennen würden – ach, Ronja? Naja, die sieht ja auch ziemlich vampmäßig aus und wo man das denn so mache und ob das nicht gefährlich sei und ob ich mich untersuchen lasse, wenn was wäre und zu welchem Arzt man denn dann gehen könne und so weiter. Das Ausmaß der perversen Szene beeindruckte sie. Sie dachte, das sei schlicht eine sexuelle Neigung, also etwas, was man im Bett mache unter Ausschluss der Öffentlichkeit. Sie wusste nicht, dass Romane und Filme und andere Kunst- und Kulturprodukte darüber geschaffen und genossen werden, dass es Sachbücher und Promotionen, Zeitschriften und Internetforen dazu gibt, dass in den großen Städten inzwischen zahlreiche Läden, Bars, Cafés und Clubs für solche wie mich aus dem Nichts der schamvollen Verborgenheit gewachsen sind.

Das angenehme an einem Outing als Sadomasochistin ist, dass alle weiteren Outings jedes Schock-Potential verlieren. Ich würde übrigens polyamor leben, erklärte ich meiner Mutter kurze Zeit später und sie fragte nicht einmal nach, was dieses Wort, das sie mit Sicherheit noch nie gehört hatte, bedeutete. Ich erklärte es ihr trotzdem. Und ich sei bisexuell, würde also auch Frauen lieben und begehren, setzte ich meinen Selbstoffenbarungstrip fort. Das fand sie nun schon fast zum Gähnen langweilig. In ihrer Jugend wären die meisten Frauen mindestens bisexuell gewesen, erklärte sie mir, weil alles andere politisch nicht mehr tragbar war, nachdem sich herausgestellt hatte, was für ein Schwein der Mann als solcher doch sei und wie sehr er die Frau als solche unterdrückte.

Dass ich mich in eine dominante Frau verliebt habe, fand sie dann doch etwas erschreckend, der Sadismus einer Frau schien ihr mehr Angst zu machen als der eines Mannes. Zumindest eines so netten und höflichen Mannes wie Tom. Aber dann hat sie Mona kennen gelernt und festgestellt, dass auch Mona sich mir gegenüber äußerst liebevoll verhält. Ein bisschen zu liebevoll, fand sie, wenn ich ihre Blicke richtig gedeutet habe. Sie hat sich plötzlich als Mutter mit Eifersuchtspotential geoutet, die Gute.

Die Information, dass ich mein Brot mit dem Verfassen von erotischen Romanen oder auch Frauenpornos, wie Ronja es nennt, verdiene, wurde von meinen Eltern müde lächelnd abgenickt. Wahrscheinlich hatten sie sich schon Strategien der Vermittlung von Toleranz überlegt für den Fall, dass ich mich als Stripteasetänzerin oder Profi-Sklavin outen würde.

»Egoismus besteht nicht darin, dass man sein Leben
nach seinen Wünschen lebt, sondern darin,
dass man von anderen verlangt, dass sie so leben,
wie man es wünscht.«
Oscar Wilde

Grund Nr. 57

Weil wir nicht existente Schwangerschaften nicht rechtfertigen müssen

Früher haben meine Eltern Tom und mich von Zeit zu Zeit (bei jedem Besuch, um genau zu sein) gefragt, ob wir denn vorhaben, einmal Kinder miteinander zu bekommen. Ich habe dann Ausweichendes geantwortet wie: *Papa, wir kennen uns erst seit zwei Monaten!* oder *Ich verspreche, ich sage euch sofort und ungefragt Bescheid, wenn es soweit ist!*

Irgendwann sahen sie ein, dass sie uns mit dieser Fragerei nervten. Vielleicht hatten sie ein Wie-werden-wir-Großeltern-Coaching besucht, in dem ihnen Geduld ans Herz gelegt wurde. Dann erzählten sie regelmäßig von irgendwelchen Schul- und Kindergartenfreundinnen, mit denen ich mich offensichtlich ganz prächtig verstanden hatte und die jetzt schon ihr zweites Kind bekämen. Und so glücklich seien damit.

Seit ich sie aber über die Beschaffenheit unserer Sexualität ins Bild gesetzt habe, schweigen sie, was das betrifft. Es ist ihnen offensichtlich sonnenklar, dass man keine Kinder bekommen kann, wenn man ein so gewalttätiges Sexualleben pflegt. Gleichzeitig gehen sie aber unbeirrbar davon aus, dass es sich bei unserem Sadomasochismus um eine Phase handelt, um Jugendsünden sozusagen. Vielleicht haben sie ja sogar recht damit. Nicht, dass ich jemals damit aufhören möchte, mir wehtun zu lassen. Aber ich könnte es durchaus irgendwann für eine gewisse Zeit etwas seltener tun. Um mich stattdessen im Familienglück zu suhlen. Und wehe, das wird nicht so erfüllend, wie es in den Erzählungen meiner Eltern klingt!

»Wenn Ihr nicht werdet wie die Kinder,
dann werden die Kinder wie Ihr! Wollt Ihr das wirklich?«
Erhard Schümmelfeder

Grund Nr. 58

Weil wir keine grünen Haare haben

Viele Menschen befinden sich viele Jahre lang in der paradoxen Zwickmühle, so sein zu wollen, wie alle anderen, gleichzeitig aber ganz besonders und vollkommen einzigartig.

Während der Pubertät legen wir hauptsächlich wert darauf, total normal zu sein, so wie alle anderen Jugendlichen auch, cool und angepasst beziehungsweise den Regeln unserer jeweiligen Subkultur entsprechend anders als die meisten Normalen, aber so normal wie der Rest der jeweiligen Clique es ist und eben auf gar keinen Fall peinlich.

Leider sind aber pubertierende Wesen so individuell und speziell wie kaum ein anderes; jedes einzelne von ihnen unterscheidet sich komplett von der großen, gleichförmigen, verehrten Masse und wird deswegen von niemandem verstanden, weil nämlich keiner begreift, wie es wirklich in seinem Inneren aussieht. Dabei wäre es so schön, wenn es in seinem Inneren genauso aussähe, wie in allen anderen coolen Inneren auch.

Später verschiebt sich die Sachlage etwas. Wir haben uns von der Teeny-Diktatur des Gleichseins befreit und verwirklichen in den großen Städten unser ganz persönliches Selbst (es soll auch ein paar Menschen geben, die bleiben, wo sie sind oder aufs Land ziehen und einfach weiter leben, aber mit denen kann ich mich jetzt nicht beschäftigen, weil sie mit meiner Theorie über den nichtexistenten Zusammenhang von SM und grünen Haaren nichts zu tun haben). Dabei machen wir Dinge, die sonst echt kaum einer macht und setzen uns vor allem fundamental ab von unseren Eltern sowie den inzwischen wahrscheinlich völlig verspießten ehemaligen Schulkameraden.

Das geht eine Weile lang gut, aber früher oder später kommt bei den meisten (die anderen müssen hier der Theorie über grüne

Haare und SM wegen wieder vernachlässigt werden) doch der Punkt, wo sie sich plötzlich im klassischen 40-Stunden-auf-dem-Papier-und-mindestens-50-Stunden-in-Wirklichkeit-Angestellten-Dasein wieder finden. Da hilft es dann nichts, dass man selbst in Medien macht, während der Vater Buchhalter war. In den großen Städten macht fast jeder in Medien.

Oder man möchte endlich doch ganz gerne Kinder haben. Die zieht man dann selbstredend ganz anders auf, als es die Spießer in der alten Heimat taten, viel alternativer, jugendlicher, entspannter und so, aber die Sache ist im Kern die Gleiche.

Selbst, wenn auf Kinder vorerst verzichtet wird, mag einen mit einem Mal die Erkenntnis anfallen, dass man schon seit fast zehn Jahren denselben Partner hat und in dieser Zeit auch eigentlich mit niemand anderem in der Kiste war, dass der letzte Trip nach Amsterdam mindestens genauso lange her ist und Tanz- und Alkoholexzesse immer seltener stattfinden.

Wir können dem Horror, plötzlich so zu sein wie alle (und ja, auch so wie die eigenen Eltern und die ehemaligen Schulkameraden), zu entkommen versuchen, indem wir Freelancer werden, mit Mac im Café oder mit Moleskine am See sitzen, um Projekte zu planen, die wir später bei Sushi oder Rucola-Pizza mit andern kreativ Tätigen durchkauen, aber uns fällt ziemlich schnell auf, dass es in den großen Städten nur so wimmelt von Menschen, die genau das tagein, tagaus tun.

Es bleibt die Möglichkeit, sich bei verzweifelten Friseurbesuchen die Haare grün färben, sich panisch von Piercern das Gesicht zerstechen zu lassen, zur Not ins Drogen- oder Waffengeschäft einzusteigen – aber auch damit fällt man in den großen Städten nicht wirklich aus dem Rahmen.

Danach gibt es nur noch den Mut zum Gartenzwerg oder aber die Individualität im Inneren, die stark genug ist, um nicht nach außen strahlen zu müssen. Gratulation an diejenigen, die es schaffen.

Die anderen haben Glück, wenn sie Sadomasochist sind. Als solcher kann man nämlich getrost eine Ausbildung zum Bankangestellten, zur Lehrerin oder zum Buchhalter machen, man kann Moleskine und Mac durch den Prenzlauer Berg schleppen, man kann scharenweise Kinder in Volvos und Opel Astras durch die samstägliche Einkaufswelt fahren, man kann untergehen und aufgehen in jeder erdenklichen Masse, aussehen wie alle, leben wie alle, arbeiten wie alle, reden wie alle – und dabei doch komplett anders sein.

Auch wenn wir es nicht tun, wir könnten beim Mittagessen mit den Kollegen sagen: »Ich stehe heute lieber, mein Freund hat mich letzte Nacht nämlich blutig gepeitscht« oder der Schwiegermutter erklären: »Am schönsten ist Ihre Tochter ja, wenn sie mit Sperma im Gesicht in Ihrem eigenen Urin kniet.«

Es gibt nicht mehr viele Tabus in unserer heutigen Welt. Aber wir finden immer wieder welche zum Brechen. Darin sind wir Meister.

Wir müssen nicht auffällig sein. Wir können sein, wie alle anderen. Und dabei fundamental anders.

»Eine Frau, die besorgt ist um ihre Frisur,
ist ungeeignet für die Liebe.«
Théophile Gautier

Grund Nr. 59

Weil wir öffentlich Sex haben und keiner merkts

Tom begleitet seine Eltern nach dem Essen in ihr Hotel. Ich werde freundlicherweise entlassen und flüchte in das Straßencafé, in dem Mona und Kai gerade sitzen. Kai wiederum macht sich, als ich mich nähere, dankbar zu seinen Kumpels auf, die Fußball schauen oder sich mit Computerspielen beschäftigen. Mona und ich reden über dieses und jenes. In irgendeinem Zusammenhang sage ich: »Du spinnst doch«, und sie: »Leg mal deine rechte Hand auf den Tisch.« Das tue ich, woraufhin sie die schmerzhaftesten Dinge mit meinem Mittelfinger anstellt, so lange, bis ich mich zum zwanzigsten Mal entschuldigt habe.

Kurz darauf sagt sie: »Siehst du dieses Paar an dem Tisch dort drüben? Der alte, dicke Glatzkopf und die schöne Blonde? Vielleicht sollten wir uns zu ihnen setzen. Ich könnte ihr erklären, wie schrecklich du mich langweilst, dass ich lieber sie küssen würde, weil sie doch offensichtlich viel schöner ist als du und ich könnte dem Glatzkopf sagen, wenn er mir seine Begleitung gönnt, dann dürfte er im Gegenzug mit dir tun, was immer er wolle. Ich würde mich bei ihm dafür entschuldigen, dass du so unattraktiv bist und ihm versichern, du würdest deine mangelnden Reize durch besondere Unterwürfigkeit beim Sex wettmachen.«

Ich erkläre Mona, sie sei gemein. Mona lässt mich die Buchstaben des Satzes »Du bist gemein« zählen. Ich komme auf zwölf. Sie multipliziert mit zehn und verspricht, mich hundertzwanzig Mal mit dem Rohrstock zu schlagen, sobald wir zu Hause sind. Sie fragt mich, ob ich feucht werde bei dieser Vorstellung. Mir bleibt nichts anderes übrig, als zu nicken.

»Du bist ein wirklich unentschlossenes Ding«, seufzt Mona. »Wenn es soweit ist, wirst du schluchzen und winseln, aber jetzt läufst du aus vor Vorfreude.« Ich senke den Kopf. Sie hat Recht.

»Läufst du aus?«, fragt mich Mona. Ich zucke die Achseln. Sie befiehlt: »Geh rein und bitte den Kellner, dir einen Lappen zu geben, damit du deinen Mösensaft vom Stuhl putzen kannst.« Ich rühre mich nicht. Mona insistiert. »Sei brav, Lotte! Wenn man in einem Café eine Schweinerei veranstaltet, geht man zum Personal und bittet um einen Lappen. Das gehört sich so.« Ich rühre mich beharrlich nicht, woraufhin die Zahl der in Aussicht gestellten Rohrstockhiebe sich verdoppelt.

Als wir endlich aufstehen, um nach Hause zu gehen, ist uns beiden schwindelig vor Lust. Wir hatten gerade eben unglaublich aufregenden Sex und keiner hat's gemerkt.

»Erotik ist Überwindung von Hindernissen.
Das verlockendste und populärste Hindernis ist die Moral.«
KARL KRAUS

Grund Nr. 60

Weil wir uns nicht ausziehen müssen, um Sex zu haben

Bei dieser Gelegenheit sei übrigens darauf hingewiesen, dass wir nicht nur Sex in der Öffentlichkeit haben können, ohne dass es jemand merkt, sondern dass wir uns außerdem nicht einmal ausziehen müssen dafür.

»Durch zerlumpte Kleider sieht man die kleinsten Laster; lange Röcke und Pelzmäntel verbergen alles.«
William Shakespeare

KAPITEL SIEBEN

SEELEN LÜFTEN

Grund Nr. 61

Weil wir die Scham besiegen

Draußen ist es dunkel. Drinnen brennen Kerzen. Keine Musik. Mein Atem. Ich knie breitbeinig in unserem Spielzimmer. Mein T-Shirt ist weg, mein Rock hochgeschoben. Meinen Körper überziehen rote Linien, mein Gesicht steht unter Schweiß, mein Atem geht schnell. Am Tisch sitzen Mona, Kai und Tom. Angezogen und ruhig. Ich starre auf ihre Füße, mit hängendem Kopf und hängenden Schultern.

Ich knie über einer Karaffe. Ich muss seit gut einer Stunde aufs Klo. Die anderen möchten sehen, was aus meinem Körper hinausläuft und vor allen Dingen wie.

Eigentlich ist Scham nichts Schönes. Scham ist disqualifizierend, ausgrenzend, verletzend, lähmend.

Scham ist Reaktion auf einen Grenzübertritt. Jemand sieht uns in einer Situation, in der er uns nicht sehen sollte. Aristoteles verortet den Sitz der Scham in den Augen.[21] Tatsächlich braucht die Scham einen Betroffenen, einen beschämenden Sachverhalt und einen Zeugen.[22] Was bedeutet, wir werden durch die beschämende Situation nicht nur unserer eigenen Mangelhaftigkeit gewahr, sondern auch unserer Ohnmacht, da uns der Blick des Anderen zu dessen Objekt abwertet. Wir verlieren die Subjektstellung in unserer eigenen Welt und werden Objekt in der des Anderen.[23]

In der beschämenden Situation verlieren wir die Macht, uns selbst zumindest halbwegs in einer uns angebracht erscheinenden Weise darzustellen. Wir werden fundamental entblößt. Der Grenzübertritt des Betrachters, der uns beschämt, folgt auf unseren eigenen Normübertritt. Denn in der Regel ist, wofür wir uns schämen, die Überschreitung einer Norm. Beispielsweise gibt es durchaus eine Norm, die fordert, nicht öffentlich vor Zuschauern in Karaffen zu urinieren. Vielmehr hat das Entäußern von Urin und Kot eigentlich allein und hinter verschlossenen Türen zu passieren. Wodurch wir den Eindruck erwecken, wir täten das gar nicht. Wir seien keine fressenden, scheißenden, pinkelnden, schwitzenden, vögelnden Wesen. Sind wir aber.

Oft ist es unsere eigene Tierhaftigkeit, für deren Sichtbarwerden wir uns schämen. Wir neigen dazu, unsere Kreatürlichkeit zu verdrängen. Wo das nicht funktioniert, reagieren wir meist mit Scham oder mit Ekel, je nachdem, ob es sich um unsere eigene Kreatürlichkeit handelt oder um die eines anderen.[24]

Interessant an der Scham ist, dass sie nicht Reaktion auf böses Verhalten unsererseits ist, dass niemand durch uns zu Schaden gekommen ist. Wir schämen uns schlicht für unser So-Sein. Wir verbergen keine Schandtat. Wir verschließen die Toilettentür zwischen unserer Tierhaftigkeit und den Blicken der Öffentlichkeit. Wenn jemand diese Grenze übertritt, die wir vermittels der Tür gesetzt haben, werden wir, ohne Zeit zu haben, uns dafür oder dagegen zu entscheiden, in den schamverursachenden Normverstoß des öffentlichen Kreatur-Seins hineingezwungen.

Ich persönlich halte gar nichts von dieser Norm, die uns drängt, unser animalisches Sein geheim zu halten. Denn was wir da geheim halten, das sind ja wir selbst. Das ist unsere Natur, unsere Lust, unsere Lebendigkeit. Ich will mich nicht verstecken müssen, ich will mich nicht in einem fort dafür schämen, dass ich bin, wie ich bin, dass ich ausscheide, was ich zu mir nehme, dass ich Lust verspüre, dass ich Körperflüssigkeiten aussondere.

Es ist absurd, sich kollektiv für etwas zu schämen, was uns alle wesentlich konstituiert. Es ist aberwitzig, dass wir alle einander permanent vorspielen, nicht das zu sein, was wir alle doch sind, obwohl wir alle doch wissen, dass die anderen das sind, was nicht zu sein sie behaupten, weil wir selbst das ja auch sind.

Seltsamerweise kann man sich aber durchaus für den Verstoß gegen eine Norm schämen, die man rational nicht anerkennt. Weil sie tiefer in uns verwurzelt ist, zu tief, um sich durch schlichte Verstandesübungen ausmerzen zu lassen.

Aber was unserem Verstand nicht gelingt, das schafft unsere Lust.

»Sitz aufrecht, sieh' uns an!«, fordern die anderen drei permanent von mir, während wir alle darauf warten, dass diese Karaffe sich füllt. Behandschuhte Hände greifen mir unters Kinn und zwingen mich zum Blickkontakt.

Zur Scham gehört wesentlich der abgewendete Blick. In dem Moment, in dem es uns gelingt, die Augen zu heben und dem Zeugen unserer Beschämung direkt ins Gesicht zu sehen, haben wir die Scham bereits besiegt. Was dann bleibt, ist vielleicht eine gewisse Peinlichkeit, die aber weitaus schwächer ist als die tiefe Scham. Die drei auf dem Sofa zwingen mich zu diesem Kampf. Mir bleibt gar nichts weiter übrig, als meine Scham zu besiegen. Und ich sehe ihre Lust an der unglaublichen Offenheit, an der wahnsinnigen Nacktheit, die in meiner Entblößung liegt. Und ich werde selbst erregt durch ihre Lust und durch die machtvolle, brutale Grenzüberschreitung, die ihre Anwesenheit bedeutet.

Scham ist eigentlich ein sehr negatives Gefühl, das zu empfinden sich keiner wünscht. Wir werten es um in etwas Lustvolles, wodurch es seine repressive Macht verliert.

Die Scham, die uns begehrt und begehrlich macht, hält uns nicht länger klein, am Boden, im Verborgenen, im Schweigen, im Wunsch zu verschwinden, im Komplex.

Die unglaubliche Nähe, die zwischen uns allen entsteht, als diese Karaffe sich endlich füllt und Lippen, Hände mich federweich liebkosen, lässt uns alle spüren, was für ein wundervolles Geschenk diese unsere zur Existenz im Verborgenen gezwungene Tierhaftigkeit doch ist.

»Wenn es in der Absicht der Natur gelegen hätte,
den Menschen schamhaft zu machen, so hätte sie ihn
gewiss nicht nackt zur Welt kommen lassen.«
MARQUIS DE SADE

Grund Nr. 62

Weil wir schuldlos sind

Gerade hat Tom mit mir geschlafen, währen Mona mich küsste und Kai mich streichelte. Jetzt entspannen wir uns. Bis Mona sagt: »Das hat zu lange gedauert mit dem Pinkeln vorhin.« Ich entschuldige mich. Sie lässt sich nicht beirren. »Du bist wirklich ziemlich egoistisch, weißt du«, fährt sie fort. »Du wirst hier von allen Seiten bespaßt, aber uns gönnst du gar kein Vergnügen. Du sagst, du möchtest gehorsam sein, doch das sind bloß leere Worte. Kaum hast du Gelegenheit dazu, streikst du.« Ich entschuldige mich schon wieder. Ich bin wirklich schuldbewusst. Ich will nicht egoistisch sein. Ich will Mona nicht ihren Spaß verderben. Ich will nicht ungehorsam sein. Ich würde es wiedergutmachen, wenn sie mir eine Gelegenheit dazu gebe, verspreche ich.

»Das werden wir ja sehen«, sagt Mona und greift nach dem Rohrstock. Im Unterschied zur Scham wird das Schuldgefühl, solange es keine generelle Disposition, sondern eine akute Emotion ist, nicht durch unsere geheime (tierhafte) Natur ausgelöst, sondern durch ganz bestimmte, einzelne Verhaltensweisen, die erstens auf ganz bestimmte, einzelne Charakterzüge hinweisen (auf Egoismus beispielsweise) und die zweitens den Schaden eines anderen zur Folge haben. Deswegen sorgen Schuldgefühle nicht wie die Scham dafür, dass wir verschwinden, im Boden versinken, unsichtbar werden möchten, sondern sie haben einen starken Wiedergutmachungsimpuls im Gepäck.[25]

Dem wird im sadomasochistischen Spiel stattgegeben. Besser als die Möglichkeit zur Wiedergutmachung ist aber die Befreiung von der Schuld. Denn später, nachdem ich striemenüberzogen in Monas Armen liege, die Beine über die der Männer gelegt, erzählt sie mir, wie wundervoll es war, zu beobachten, wie mein leibliches Bedürfnis gegen meine Scham ankämpfte und mein Wille unentschlossen zwischen beiden Fronten hin und her taumelte, während ich über dieser Karaffe kauerte. Ich hatte mich gar nicht schuldig gemacht. Überhaupt nicht. Eine durchaus vorhandene Gefühlsdisposition meinerseits, die mir beständig einflüstert, ich würde immerzu alles falsch machen, nicht unbedingt aus bösem Willen, sondern schlicht durch mein Nicht-Perfekt-Sein und Nicht-wie-gewünscht-Sein, dieser flüsternden Gefühlsdisposition wird von Spiel zu Spiel nachhaltiger das Maul gestopft. Ähnlich ergeht es meinen dominanten Gespielen. Nach den einschlägigen Normen werden sie nämlich ganz gewaltig schuldig an mir, dem Opfer ihrer Gewalttätigkeit. Es ist ein eindeutiger Normverstoß, Menschen zu schlagen, zu quälen, zu demütigen, sexuell zu missbrauchen. Und der Charakterzug, auf den dieses Fehlverhalten, welches mir Schaden (sichtbar in Form von Striemen und bunten Flecken) zufügt, scheint schiere Boshaftigkeit zu sein. Meine Gefährten ergötzen sich am Leid anderer Menschen. Die hilflos ihnen in Liebe verbunden sind.

Aber es ist nicht so schlimm. Denn erstens können sie alle Aggression durch anschließenden Trost, durch Zärtlichkeit, durch Fürsorge wiedergutmachen und zweitens sind sie ja gar nicht schuldig geworden, denn ich habe genossen, was sie mir angetan haben. Dieser über die Jahre gewachsene Schuldkomplex, weil sie das Quälen als erregend empfinden, wodurch sie sich aus sämtlichen humanistischen Gemeinschaften hinaus- und mitten unter die de sadeschen Monstren katapultieren, dieser Schuldkomplex wird von mir nach und nach weggepustet. Denn zur Schuld gehört ja wesentlich der Geschädigte. Den Geschädigten gibt es aber gar nicht. Es gibt bloß die Beglückte.

Im gemeinsamen Spiel befreien wir uns gegenseitig von unserer Schuld, denn wir sind nicht schuldig. Es muss kein Gott für uns sterben, wir haben nichts verbrochen. Wir sind bloß, wer wir sind und als solche liebenswert.

»Dass Menschen in Schuld geraten, ist schlimm; aber sich schuldig zu fühlen und nicht an Vergebung glauben zu können, – das ist die Hölle.«
Eugen Drewermann

Grund Nr. 63

Weil wir Hingabe sind

Mona hält mein Gesicht in ihren Händen und lächelt beseelt. Sie liebe mein Gesicht nach dem Spiel, sagt sie. Weil es so offen sei und so vertrauensselig, voller Verletzlichkeiten auch und mutig. Nichts sei nackter als mein Gesicht nach dem Spiel, findet sie. Weil ich alles habe fallen lassen, was ich besitze an Schutz, an Grenze, an Widerstand. Weil ich mich hingegeben habe.

Tatsächlich gibt es kaum Situationen, in denen ich mich meinem Gegenüber so sehr hingebe wie im sadomasochistischen Spiel. Gleich am Anfang ein bisschen, dadurch, dass ich mich anbiete, zur Verfügung stelle, verschenke. Dadurch, dass ich Ungewissheit, Angst und Kontrollverlust in Kauf nehme. Dadurch, dass ich mich präsentiere. Meinen Körper hingebe. Meine Lust hingebe. Mich selbst gebe ich ganz und gar hin in dem Moment, in dem ich aufhöre, zu kämpfen.

Wenn Monas Ohrfeigen in mein Gesicht prasseln, versuche ich eine Zeit lang, den Kopf einzuziehen – was sie nicht gerade erfreut. Schließlich besiege ich diesen Reflex (unter anderem, weil sie mich am Schopf packt), aber ich kneife immer noch die Augen zusammen, presse die Lippen aufeinander, halte die Luft an. Irgendwann aber gebe ich auf. Ich fürchte ihre Schläge nicht mehr, ich widersetze mich nicht länger, ich versuche nicht weiter, mich zu schützen. Ich gebe mich ihrer Brutalität ganz und gar hin.

Wenn Tom anal und bestimmt in mich eindringt, versperre ich mich ihm ganz automatisch. Das Mich-Verengen ist ein Reflex, der ohne mein Zutun auf diese beängstigende, erniedrigende, schmerzhafte Form der Penetration reagiert. Aber wenn er einfach nicht aufhört und irgendwann nicht nur mein Verstand, sondern auch mein Körper kapiert, dass Widerstand zwecklos ist, dann lasse ich los. Dann gebe ich mich ihm, wie er in mich kommt, vollkommen hin.

Wenn meine Blase drückt und ich nicht zur Toilette darf und über dieser Karaffe knie, dann kämpft mein Körper länger als ich gegen Schmerz und Drang und um Würde. Bis auch er einsieht, dass er früher oder später zwangsläufig verlieren wird, bis er aufgibt, sich hingibt an die erwartungsvollen Blicke und ich in der Hingabe erkenne, wie unbeschadet meine Würde hier bleibt.

Wenn Toms Stiefel und Monas High Heels mich zu Fall bringen und zu Boden treten, kämpfe ich so lange gegen die quälenden, erniedrigenden und auch lebensbedrohlich wirkenden Tritte an, bis ich begreife, dass ich ihnen nicht entkommen werde und mich entspannt in den Boden sinken lasse, weich und gelassen, die Tritte erwartend.

Das Großartige ist, dass meine Hingabe nicht nur ein Geschenk an meine Tops ist, sondern auch an mich selbst. Denn der eigentliche Genuss von Sex und Schmerz, von Unterwerfung und Beherrschung setzt erst in der totalen Kapitulation ein.

Und Mona oder Tom geht es ähnlich. Gebremste Dominanz, höfliche Gewalt, Rücksichtnahme und Vorsicht machen weder Täter noch Opfer tatsächlich glücklich. Erst, wenn Tom sich wirklich darauf einlässt, ein böser, brutaler Typ zu sein, erst wenn er sich dazu bereitfindet, zu sein, wie keiner sein darf, der Teil der zivilisierten, menschlichen Gemeinschaft sein will, erst wenn er sich seiner Aggressivität, seinem Herrschaftsanspruch, seiner Hybris und seinem Größenwahn wirklich hingibt, gibt er sich auch mir wirklich hin, denn genau dies ist das kostbare Geschenk, dass ich von ihm haben will und das zu geben ihn so viel Überwindung kostet. Und uns beiden so viel Lust einbringt.

In dem Moment, in dem sie aufhört, sich selbst zu zügeln, indem sie sich damit abfindet, wirklich nicht mehr liebenswert zu sein, in diesem Moment beginne ich, Mona hemmungslos anzubeten. Denn dann gibt sie mir all diese Schätze aus ihrem Inneren, die sie so wachsam hütet, weil sie sich so sehr vor ihnen fürchtet und vor ihren Folgen. Sie stellt sich ihrer Furcht in der Hingabe an mich und meine Lust.

Während ich selbst in meiner Hingabe tief in mich hineinsinke, verlässt Mona sich selbst und geht hin zu mir und ihren Folgen. Sie geht aus dem sicheren Schutzraum ihrer Selbst hinaus in das fremde Gebiet, das ich bin, um zu erfahren, was mir durch sie geschieht. Um zu sehen, wie ihre Impulse in mir wüten. Wie ich mich ihr öffne und durch sie zu tanzen beginne. So intensiv ist Monas Hingabe an mich, dass sie mein Zittern spürt, als zitterte sie selbst und dass sie sich selbst von oben sieht, durch meine Augen und mein Gefühl.

Unser Spiel treibt uns einander tief in die Arme. Dichter sind wir nie an uns dran.

»Hingabe erfordert
mehr Mut als alle anderen Gaben.«
PETER RUDL

Grund Nr. 64

Weil SM intensive Zärtlichkeit ist

Eine Decke wird über meinen nackten Körper gelegt. Das tut ein kleines bisschen weh. Meine Haut ist wund von Peitschen- und Rohrstockhieben. Von Zärtlichkeiten. Mag sein, dass SM etwas mit Gewalt zu tun hat. Hauptsächlich aber ist SM Zärtlichkeit.

»Dich zu schlagen«, sagt Mona, »ist, wie dich zu streicheln, nur viel intensiver.« Tom versteht das. »Dich zu schlagen, heißt, deinen Körper anzufassen, dich zu spüren und dich spüren zu lassen.« Mona nickt. »Dich zu schlagen, heißt, dich zu streicheln, ganz doll!«

In Lust zu schlagen, bedeutet, jemandem nahe zu kommen, jemanden deutlich zu spüren und sich selbst spüren zu lassen. Da zu sein. Präsent zu sein. Sich bemerkbar zu machen und selbst zu bemerken.

Nahe kommen sie mir nicht nur durch ihr Streicheln, das sanfte und das harte, sondern auch durch ihre Penetrationen. Wer in Körper eindringt, dringt zugleich auch in Seelen ein und wer mit seiner Faust eindringt, dringt besonders tief ein.

Meine Herrschaften dehnen ihre Aufmerksamkeit aus. Sie sind nicht nur bei mir, wenn sie mich schlagen, streicheln oder vögeln. Sie sind auch in ihrem Machtanspruch, in ihrer Kontrollausübung dicht an mir dran.

D/S ist im Grunde nichts weiter als tiefes, pures Interesse. Jeder Schritt, den ich tue, jedes meiner Worte, jede Regung meines Leibes, meine Lust, meine Gedanken und Träume sogar – all das interessiert sie brennend, meine Tops. Ich soll meine Erregung bekunden, meine Gefühle mitteilen, meine Gedanken aufschreiben, meinen Körper präsentieren, meine Kämpfe sichtbar machen, meine Grenzen abgeben, meine Überwindung zur Schau stellen.

Selten hat jemand mir soviel Interesse und Aufmerksamkeit entgegengebracht wie diese beiden in unseren Spielen und selten hat mich deswegen jemand so klar erkannt.

»Ich weiß, dass ich nun unfehlbar bin.
Ich gedenke jedoch nicht, davon Gebrauch zu machen.«
Papst Johannes XXIII.

Grund Nr. 65

Weil wir tiefsinnig vögeln

Wie bislang hinlänglich deutlich geworden ist, zeichnet sich unsere Sexualität durch besondere Tiefsinnigkeit aus. Es geht uns nicht bloß um Triebbefriedigung.

Wenn wir vögeln, dann geht es dabei immer auch um die ganz großen Themen. Um Angst und Überwindung, um Entgrenzung und Erkundung, um Scham, Schuld, Hingabe, Transformationen und Verwandlung, darum, dem Anderen zu begegnen und bei sich selbst anzukommen.

Angenehmerweise können wir aber manchmal auch ganz anders. Manchmal haben wir nämlich einfach nur oberflächlichen, schlichten Sex.

»Zahme Vögel singen von Freiheit –
wilde Vögel fliegen.«
Unbekannt

Grund Nr. 66

Weil wir uns auffangen

Wenn wir allerdings keinen oberflächlichen, schlichten Sex haben, sondern machtvollen, gewaltsamen, tiefgehenden SM, dann haben wir anschließend die wunderbare Gelegenheit, einander gegenseitig aufzufangen.

Aufgefangen zu werden, setzt natürlich voraus, zuvor abgestürzt zu sein. SM-Spiele bieten sich für Abstürze durchaus an. Für die schlimmen leider, die unerotische Wunden in Haut und Herz hinterlassen, aber auch für die großartigen Abstürze, die das Wesen von SM überhaupt erst ausmachen.

Der Ort, in den wir stürzen, sind wir selbst. Das ist der dunkle Raum tief in uns, in dem unser Schmerz wohnt, unsere Angst, unsere Grausamkeit. Mein Horror vor dem Unfassbaren, meine ungewisse Panik vor dem namenlos Bösen, das mich anfällt und dem ich nicht entkommen kann, das alles begegnet mir in diesem meinen Abgrund, in den ich mich in meinem Spiel stürze. Auch meine Lust zur Selbstaufgabe, meine große Sehnsucht nach Unterwerfung, meine Gier nach Schmerz, mein Wille zur Selbsterniedrigung, das alles erwartet mich in dem dunklen Schlund, in den ich spielend stürze.

Mona wiederum begegnet in ihrem Abgrund ihrer eigenen Bestie. Fallend nimmt sie ihre Härte wahr, ihre Erbarmungslosigkeit, ihre Gier nach Gewalt, ihre Lust am Leid des Anderen, ihre Besessenheit, immer tiefer zu treten, härter zu schlagen, fieser zu quälen. Ihre Sehnsucht nach fremden Tränen, die ihr gewidmet sind.

Diese Abstürze machen high, solange wir fallen. Damit das Hochgefühl bleibt und nicht in Katerstimmung umschlägt, müssen wir es schaffen, nach dem Spiel, nach Befriedigung der Lust, wieder hinauszuklettern aus unserem Abgrund. Das kann allein sehr mühsam sein. Aber wir helfen uns dabei. Monas sanfte Zärtlichkeit nach dem Spiel lässt mich selbst wieder Frieden, Geborgenheit und Ruhe fühlen, macht, dass ich mich wieder stark, ebenbürtig und verehrenswert finden kann. Gleichzeitig zeigt ihre eigene Sanftheit Mona, dass sie in Wirklichkeit kein Monster ist, was gnadenlos zerstört, sondern vielmehr eine liebevolle, fürsorgliche und warmherzige Freundin. Die Liebe, die Dankbarkeit, die wir einander entgegenbringen, lässt uns spüren, wie gut und wie positiv, wie wichtig wir sind. Vergessen sind die Orte der Qual und Verachtung in unserer warmen, weichen Umarmung danach.

Das sadomasochistische Spiel ist nicht die einzige Situation, in der Absturzgefahr besteht. Aber es gehört zu den wenigen, in denen wir darauf zählen können, augenblicklich aufgefangen zu werden nach unserem Fall.

»Hilfe in Anspruch nehmen:
etwas vom Anspruchsvollsten.«
Walter Ludin

Grund Nr. 67

Weil wir risikobewusst sind

Gut, wenn wir die positiven Abstürze erreichen. In Ordnung auch, wenn wir ein bisschen lahmer fliegen. Schlimm, wenn unser Absturz uns aus dem Spiel herausfallen lässt. Und auch das passiert. Einmal haben Tom und ein paar andere in einem Club mich gemeinsam gequält. Es war ziemlich intensiv, was ich eine Weile lang ausgesprochen gut fand, bis sich plötzlich in meiner Wahrnehmung etwas drehte. Aus intensiver Zärtlichkeit wurde in meinem Kopf Misshandlung, aus Wollust Missbrauch. Ich mutierte zum Opfer, der eigentlich geliebte Tom zum verhassten Täter mit einer degenerierten, vor Gier sabbernden Meute im Schlepptau.

Ich befreite mich und rannte zur Garderobe. Tom folgte mir. Tom tat, was er konnte, aber mich ließ das üble Gefühl der Misshandlung für Tage nicht los.

Mona wiederum arbeitete in einem Spiel mit mir so erfolgreich an ihrer eigenen Erhöhung und meiner Erniedrigung, dass ich, als ich minutenlang darum betteln sollte, von ihr gevögelt zu werden, obwohl ich das eigentlich gar nicht wert sei, plötzlich aufstand, mich anzog und ihr erklärte, ich würde unsere Beziehung an dieser Stelle beenden. Denn sie habe ja vollkommen Recht, ich sei es wirklich nicht wert, mich in ihrer Gegenwart aufhalten zu dürfen, und da sollten wir doch besser aufhören, uns beide zu quälen.

Sie griff nach mir, als ich zur Tür eilte, ich entzog mich mit dem Satz: »Mach dich nicht schmutzig«, den ich ernst meinte. Mona rannte mir mit aufgeknöpfter Bluse (ich hatte ihre Brüste nicht berühren dürfen) bis auf die Straße hinterher, ich schrie, als sie mich packte, sie hatte den Schlüssel vergessen, wir mussten beim Nachbarn klingeln, dann Kai anrufen und, bis er kam, heulend ineinander gesunken auf der Treppe kauern.

Ein anderes Mal hatte Mona Kai aus Versehen ein Stück seines Zahnes ausgeschlagen, als sie ihn ohrfeigte. Kai fand das gar nicht so schlimm, aber Mona wurde schlecht aus Ekel vor sich selbst. Es packte sie die kalte Angst vor ihrer eigenen Gefährlichkeit.[26] Kai musste ihr wochenlang gut zureden, bis sie schließlich wieder wagte, den Käfig, in den sie ihre wilden Tiere gesperrt hatte, zu öffnen. Manche Menschen brauchen Jahre hierfür. Anderen wiederum ist so etwas noch nie passiert.

Man kann versuchen, sich zu schützen. Durch Safewords beispielsweise.[27] Durch genaue Absprachen. Durch das Auflisten von Tabus und Grenzen. Durch Einanderkennenlernen. Durch Aufmerksamkeit. Durch Co-Tops. Durch Verzicht auf Drogen. Durch Selbstreflexion. Durch Feedbacks. Aber ganz sicher sein kann man nie. Deswegen bringen manche von uns ihren spielinternen Sicherheitsanspruch auch nicht mehr durch die Worttrilogie Safe Sane Consensual (SSC) zum Ausdruck, sondern sprechen statt dessen von Risk-Aware consensual Kink (RACK).

Damit unterscheidet sich SM nicht wesentlich vom Rest des Lebens. Es gibt in keinem Bereich und zu keiner Zeit vollkommene Sicherheit. Alles ist riskant. Die pure Existenz ist riskant. In dem Moment, in dem wir geboren werden, ist klar, dass wir sterben werden.

Wir stellen uns bewusst riskanten Situationen, weil wir nicht bereit sind, aufgrund unserer Angst vor Eventualitäten auf die großen Schatzkammern voll Vergnügen zu verzichten. Wir stehen einander bei dabei. Wir wissen, was wir tun. Und wir überleben erstaunlich oft.

»Ein Risiko geht jeder ein,
der auf Dauer kein Risiko eingeht.«
Martin Gerhard Reisenberg

Grund Nr. 68

Weil wir stark sind

Während Tom, Mona und ich noch aneinandergekuschelt zur Ruhe kommen, bringt der wackere Kai schon eine dampfende Schüssel voll Spaghetti mit Tomatensauce, dazu vier Gabeln herein. »Zur Stärkung für die Stärksten«, sagt er. Wir machen uns begierig über die Pasta her. Er hat ja Recht. Momentan wirken wir zwar alle etwas lädiert und erschöpft (wie man eben so wirkt nach siegreicher Schlacht, erfolgreichem Marathon), aber im Grunde genommen sind wir wirklich verdammt stark heute. Denn das ist es ja, worum es geht bei SM. Um Stärke und Macht. Um Power, würde der Angelsachse sagen.

Tops genießen im Spiel, wie sie selbst von Minute zu Minute an Macht gewinnen, wie ihre Egos sich aufplustern und mit ihnen die Körper, sie genießen, wie ihnen Stärke blitzgleich durch die Adern zuckt und sich manifestiert auf den Leibern und in den Seelen des Gegenübers. Sie genießen gleichzeitig die machtvolle Stärke ihrer submissiven Partner. Denn es ist nicht sonderlich interessant, einen Schwächling zu unterwerfen. Im Grunde genommen ist es die Stärke der Bottoms, die den Tops überhaupt erst die Möglichkeit gibt, stark zu sein. Und dann sind sie natürlich dankbar, wenn ihre devoten Gespielen stark genug sind, um die Stärke ihrer Tops auszuhalten.

Tops spielen in der Regel lieber mit Leder- als mit Samthandschuhen. Und sie spielen gerne, so lange sie wollen. Bis sie nicht mehr können. Bis ihnen die Puste ausgeht am Gipfelpunkt ihrer Macht. Das lässt sich nicht mit Zuckerpüppchen machen, dieser Machtritt.

Außerdem spielen Tops besonders gerne mit Subs, denen sie zutrauen, auch gefesselt, geschlagen und gedemütigt noch stark genug zu sein, um ihre Folterknechte zu bremsen, falls es ihnen wirklich zu bunt werden, falls das Spiel das Spiel verlassen und als hässliche, rohe Gewalt in die Wirklichkeit überzuschwappen drohte. Es spielt sich nicht sehr entspannt als Top, wenn man beständig kontrollieren und überwachen muss, dass dem eigenen Opfer sein Opferdasein noch behagt. Nur Opfer, die in ihrer Opferrolle mächtig genug sind, um für sich selbst und sogar das Seelenheil ihrer Peiniger Verantwortung zu übernehmen, geben ihren Tätern eine Chance, sich wirklich hinzugeben.

Wir Opfer wiederum, wie lieben selbstredend Macht und Stärke. Wie sie sich ankündigt als Funkeln in den Augen der Mächtigen, als Verdunklung der Stimme, in der Verlangsamung von Sprechakt und Bewegung, in gewissen Gesichtsausdrücken, die wir sonst niemals zu Gesicht bekommen. Wir lieben, wie Stärke sich Bahn bricht auf unseren Körpern, wie sie sich austobt in unserem Fleisch.

Wir schätzen selbstredend auch unsere eigene Stärke. Sie ist schließlich Bedingung für die Stärke des Anderen. Wirklich bewundern können wir nur diejenigen, die so unerhört stark sind, dass sie es sogar mit Kraftprotzen wie uns aufnehmen können. Nur wenn wir selbst stark sind, können unsere Bezwinger richtig stark sein. Was uns fliegen macht, ist ihre Macht, die sie als Energie an uns weitergeben mit jedem Schlag und jedem barschen Wort. Was uns höher und höher in die Lüfte treibt, ist unsere eigene Stärke, die es uns ermöglicht, uns selbst zu überwinden, sekündlich aufs Neue. Wie wir aus jedem »Ich kann nicht mehr« gestärkter noch hervorgehen, wie wir nach jedem »Bitte nicht« uns gewaltig gewachsen fühlen.

Und wie schön es doch ist, wenn wir die Mächtigen am Ende entwaffnen mit der geballten Stärke unserer Schwäche. Wenn sie den Hut ziehen vor unserer Tapferkeit, wenn sie die Waffen strecken vor unseren offen dargebotenen Wunden.

SMer lieben Power. An sich selbst und an ihren Spielpartnern. Und sie lieben es, sich gemeinsam mit Pasta zu belohnen.

»Wir sind so stark, wie wir einig, und so schwach, wie wir gespalten sind.«
Albus Dumbledore in »Harry Potter und der Feuerkelch«

Grund Nr. 69

Weil wir uns Dekadenz erlauben können

Es gibt Menschen, die halten SM für eine dekadente Lifestyle-Ausprägung einer übersättigten Gesellschaft. Ist das so? Sind wir dick und satt und schläfrig in ein friedliches, harmloses Wohlstandsleben eingebettet, das uns zu Tode langweilt und müssen wir uns deswegen die Wildnis mit ihren Raubtieren in Bett und Herz holen durch SM? Sind wir so abgebrüht, dass nur noch Peitschenhiebe uns berühren können? Hören wir einander nicht mehr in unserer Abgestumpftheit, wenn wir nicht brüllen? Reizt unsere überreizten Gemüter nur noch der Schmerzreiz? Müssen wir Blut sehen, weil wir in Blicken zu lesen verlernt haben durch all die Bilderfluten?

Mag sein, dass das zutrifft, manchmal, auf manche. Und natürlich ist es ein Zeichen von Wohlstand und Überfluss, jede Menge Geld für Lack, Leder, Latex, für immer neue Sextoys, Folterinstrumente, Accessoires auszugeben, Riesenpartys zu veranstalten mit Riesenperformances.

Aber das ist nicht das Wesen von SM. Was uns wirklich berührt und wirklich verrückt macht, dass sind: einzelne Worte. Schüchterne Gesten. Blicke. Der Tonfall einer Stimme und diese bestimmte Kopfhaltung. Ein Schlag mit bloßer Hand in ein offenes Gesicht, unverhofft und hart. Ein Kuss von weichen Lippen auf brennende Haut. Das Umschlagen von zart zu hart, von Nähe zu Distanz. Intimität. Geständnisse. Offenbarungen. Bitten. Geschenke. Eindringen und Lecken. Lutschen, Knabbern. Anfassen. Mit Hand und Blick und Geist und Herz.

Das hat nichts mit Dekadenz zu tun und ist kein Zeichen unserer Zeit. Liebe und Sex, wie hart, leidenschaftlich, wild, stürmisch, sanft oder zärtlich auch immer, hat es gegeben, seit es Säugetiere gibt und gibt es überall, auch dort, wo die gesamte

Welt gerade zusammenbricht und Horror sich breitmacht. Weil wir sonst gar nicht leben könnten. Weil uns in der Übersättigung und im Hunger die Gier nacheinander nicht loslässt. Und wenn unsere Zeit uns tatsächlich vor Krieg und Jagd und Überlebenskampf verschont, wenn wir tatsächlich so befriedet sind, dass wir unsere Zeit bei immer neuen Wegen der Begegnung verschwenden können, und wenn all das dekadent ist, dann habe ich nichts gegen Dekadenz.[28]

»Adel, Tüchtigkeit et cetera,
ist ohne Mittel nicht die Bohne wert.«
HORAZ

Grund Nr. 70

Weil wir Gefahren wittern

Wie ich so auf dem Sofa liege, in Decken und Arme gewickelt, Striemen auf der Haut, Pasta im Bauch, wie ich da liege und ganz und gar zufrieden bin mit mir und der Welt, da wird mir einmal mehr klar, was für ein Glück wir doch haben.

Unsere sexuellen Neigungen weichen von dem, was gängig ist oder sich als solches behauptet, ab. Das ist so lange problematisch, wie wir glauben, allein mit unseren uns erschreckenden Bedürfnissen zu sein. Aber in Zeiten von Internet und doch immer mehr um sich greifender gesellschaftlicher Queerness dämmert uns sehr schnell, dass wir weder allein noch irgendwie krank sind.

Fortan ist unsere sexuelle Devianz Versprechen auf Glückseligkeit, für uns und unsere Gespielen. Wir beschenken uns gegenseitig, wir erobern gemeinsam immer neue Gipfel der Leidenschaft, wir dehnen unser Glücksvermögen aus. Wenn wir leiden, dann, weil Liebe und Leidenschaft eben manchmal zu Leid führen, unabhängig davon, wie man im Bett beieinander ist.

Aber es gibt so viele Menschen, deren deviantes Begehren nicht zu Glück führt, sondern ausschließlich Qual verursacht, dem Begehrenden und dem, den er begehrt.

Manche von uns mögen Ageplays. Dabei steht ein großer Altersunterschied zwischen den Beteiligten (der nicht unbedingt der Realität entsprechen muss) im Zentrum. Häufig wird die submissive Person dabei jünger gespielt, als sie eigentlich ist, gibt sich also als Minderjährige, als Schülerin, als Kind, als Baby vielleicht sogar und wird auch so wahrgenommen. Der dominante Part ist entsprechend erwachsen, ist Mutter/Vater, Lehrerin, Erzieher oder auch Verbrecher, Entführerin, Zuhälter, Vergewaltigerin.

Das Spiel des Missbrauchs und der Misshandlung von Schutzbefohlenen durch Erziehungsberechtigte, das Spiel um altersbedingte hierarchische Strukturen erregt dabei alle teilnehmenden

Spieler. Es erregt sie aber unter anderem deswegen, weil sie wissen, dass es nicht wahr ist. Und damit haben sie Glück.

In Deutschland sind 50 000 bis 150 000 Männer pädophil.[29] Das bedeutet, sie sind primär oder ausschließlich durch Kinder oder Heranwachsende erregbar. Das ist keine Boshaftigkeit. Das ist schlicht eine sexuelle Disposition, die sich, nachdem sie sich in der Pubertät verfestigt hat, genauso wenig ändern lässt wie Homosexualität oder sadomasochistische Neigungen. Geben Pädophile ihren sexuellen Wünschen nach, fügen sie denen, die sie lieben[30], unendlichen Schaden zu. Widerstehen sie dem Drängen ihrer Leidenschaft, leiden sie selbst, ihr Leben lang. Pädophile sind nicht die einzigen Menschen, deren sexuelle Disposition für sie selbst und/oder die Objekte ihres Begehrens qualvoll ist. Man denke nur an Zoophile, Nekrophile, an Nymphomanen.

Was haben wir für ein Glück mit unserer glücksspendenden sexuellen Disposition!

»Gefahren bringen Ängste,
und Ängste mehr Gefahren.«
ENGLISCHES SPRICHWORT

KAPITEL ACHT

DIE GUNST DER PEITSCHE UND DER SCHMERZTABLETTE

Grund Nr. 71

Weil wir bleiben

Nach einem Kaffee-und-Croissant-Frühstück mit Tom im Bett schleppe ich meinen morgenschwachen Körper unter die Dusche. Mona, die sich im Bad eincremt, mustert mich dabei andächtig. Ich grinse. Tom hat mich genauso andächtig gemustert, als wir aufwachten.

Wer schreibt, der bleibt, sagt ein altes Sprichwort. Das gilt auch für den, der quält. Der sich in unseren Körper einschreibt. In unsere Oberfläche, in Haut. Der unsere Grenze mit Schlägen, Stichen, Kniffen, mit Schmerzen beschädigt, ausleiert, durchgängig macht. Der sich gewaltsam Eintritt in uns verschafft vielleicht. Wer so kam, der hinterlässt Spuren, die bleiben, auch wenn er selbst längst schon wieder weg ist. Blutergüsse, Hämatome, blaue Flecken, Striemen, Narben sogar, wer weiß.

Dominante Menschen kommen, um zu bleiben. Die Zärtlichkeit, die Innigkeit, die Hingabe, die Tom und Mona mir gestern Abend geschenkt haben, wird mir Tage, Wochen vielleicht erhalten bleiben. Ihre Berührungen, ihre Nähe werden mir spürbar bleiben, egal wo ich bin in nächster Zeit und egal, wie groß die Distanz zwischen uns ist. Ich werde ihre Nähe genießen, ihre Präsenz, die leichten, anregenden Schmerzen. Mona und Tom wiederum werden sich an ihrer eigenen Einprägsamkeit berauschen und an dem Gefühl, mich zu berühren, in jedem Moment, wo immer sie auch sind.

Dominante Menschen kommen, um zu behalten. Wen sie geschlagen haben, den kriegen sie so schnell nicht mehr aus dem Kopf.

»Die Zeit heilt viele Wunden, doch sorgen die Narben dafür, dass der Schmerz nie in Vergessenheit gerät.«
Manuela Zimmermann

Grund Nr. 72

Weil wir keine heile Haut haben

Nachmittags kommt Ronja vorbei. Wir trinken Kaffee auf dem Balkon, aber vorher ziehe ich sie in mein Zimmer, um ihr stolz Striemen und Flecken zu präsentieren. Sie ist angemessen beeindruckt. Und wieder einmal kommen wir gemeinsam zu dem Schluss, dass es kaum etwas Anziehenderes als uns Bottom-Frauen geben kann. Wo wir doch so bezaubernd versehrt sind. Wo wir Verletzungen und Schmerzen offen zur Schau tragen, dem geneigten Betrachter die Intensität unserer Lust quasi auf dem Silbertablett präsentieren.

»Wirklich, wer interessiert sich schon für heile Haut!«, fragt Ronja rhetorisch und ich kann es ihr nicht sagen. Wie langweilig, immer gleich auszusehen. Sich das Gesicht vielleicht zu bemalen, die Klamotten zu wechseln, aber darunter die immer selbe, heile, helle Haut zu tragen.

Wir sind abwechslungsreich, transformierend, beständig in Wandlung. Der besondere Reiz dieser Art von Blessuren im Vergleich zum gewöhnlichen angeschlagenen Knie liegt darin, dass es die Farben unserer Seele sind, die sich auf der getroffenen Haut abzeichnen.

»Verwundete Menschen tragen ihre Wunden gern zur Schau und ziehen sich dadurch neue Wunden zu.«
Ernst R. Hauschka

GRUND NR. 73

Weil wir keine Stinos sind

Und unsere schöne versehrte Haut ist nicht das Einzige, was uns auszeichnet. Davon abgesehen gibt es noch die Namen, mit denen wir in definitorische Schubladen gesperrt werden im Unterschied zu den Bezeichnungen, mit welchen wir unsere nicht-devianten Zeitgenossen auf dem Brett der Begrifflichkeit festnageln.

Wir sind deviant, pervers, abweichend. Wir sind queer. Wir sind Sadomasochisten. Klingt alles nicht schlecht, wie ich finde. Klingt vielversprechend, geheimnisvoll, klingt nach undurchschaubarem Land. »Die Anderen« wiederum, das sind Stinos. Und wer um Gottes willen will schon als »Stino« bezeichnet werden, was ausgeschrieben »stinknormal« bedeutet? Eigentlich glauben Ronja und ich ja nicht, dass irgendjemand auf der Welt »normal« ist, dass »Normalität« überhaupt eine auch nur entfernt sinnvolle Kategorie für was auch immer ist. Wir wissen nicht, was wir uns unter »normal« vorzustellen haben und wenn es uns trotzdem gelingt, uns etwas darunter vorzustellen, dann ist das etwas ganz Schauriges. Eine Stadt voller Klone oder eine Kolonie aus Robotern zum Beispiel.

Wir nennen die Stinos nur deswegen Stinos, weil wir ihnen unterstellen, sich selbst von uns abzugrenzen, in dem sie sich als normal im Unterschied zu uns, die wir von ihrer Norm abweichend sind, definieren.

Wir nennen die Stinos aber möglichst selten Stinos. Wir nennen sie lieber Vanillas. Was aber auch nicht viel besser klingt. Wer will schon Vanille sein? Wirklich, kein Mensch bestellt Vanilleeis. Vanilleeis ist einfältig. Vanilleeis ist nur in Kombination mit aufregenderen Partnern als Basis zu ertragen. Mit Schokoladensauce und heißen Himbeeren zum Beispiel. Oder mit Apfelstrudel und Sahne und Zimt und Nüssen. Ich bin mir gar nicht sicher, ob man heutzutage überhaupt noch ganz gewöhnliches Vanilleeis in Eisdielen bekommt. Eigentlich wimmelt es da ja eher von Sorten wie Schlumpf, Pfefferminz, Cookies, Sesam, Andalusische Nacht, First Love, Tiramisu, Johannisbeerjoghurt, Waldmeister, Mangolassi, Amaretto-Orange, rote Grapefruit, lila Kuh – von uns eben.

Na gut, es braucht auch ein paar Vanilla-Geschlechtliche. Von was soll man abweichen, wenn jeder abweicht. Und außerdem besteht die Welt ja nicht nur aus Sex und sexuell begründeten Identitäten. Es müssen auch noch Autobahnen gebaut, neue Handys erfunden, 100-Meter-Läufe in Rekordzeit bewältigt und Mozart-Opern inszeniert werden. Wäre jeder andauernd mit seiner sexuellen Erfüllung beschäftigt, ginge alles drunter und drüber. Vielleicht ginge aber auch alles besser. Weil alle glücklicher, entspannter, friedlicher wären.

»Lieber Eis am Stiel als Dreck am Stecken.«
Anonymes Graffiti

Grund Nr. 74

Weil wir für unsere Arroganz belohnt werden

Tom findet unglaublich arrogant, wie Ronja und ich über Stinos reden. Als ob wir etwas Besseres seien, nur weil wir gewaltsam vögeln. Unmöglich, sagt er. »Von den anderen fordert ihr Toleranz und selbst stilisiert ihr euch zu irgendeiner fragwürdigen sexuellen Elite. Wie dämlich!«

»Vielleicht hast du recht, Schatz«, lenke ich ein. »Ich denke, du solltest mich bestrafen. Ganz hart. Mit Peitsche und Rohrstock!«

»Niveau sieht nur von unten aus wie Arroganz.«
Unbekannt

Grund Nr. 75

Weil wir fasten können

Abends treffe ich mich mit Lars auf einen Kräutertee. Lars fastet nämlich gerade. Weil das total wichtig sei, seinen Körper wenigstens einmal im Jahr zu entgiften, sagt er. Und weil durch das Fasten mutmaßlich auch unglaublich viel schöpferische Energie freigesetzt wird.

Lars wirkt gerade nicht sonderlich energiegeladen. Es ist sein dritter Tag mit Hunger, er hat Augenringe, Pickel, Kopfschmerzen und einen ziemlichen Hass auf Kräutertee.

»Ich würde das keinen einzigen Tag aushalten«, sage ich, »so völlig ohne sinnliche Genüsse!«

»Naja«, entgegnet Lars, »ganz so stimmt das nicht. Immerhin muss man sich selbst diese Einläufe verabreichen. Und das ist schon verdammt sexy!«

»Wenn Rebhuhn, dann Rebhuhn;
wenn Fasten, dann Fasten!«
Teresa von Avila

Grund Nr. 76

Weil wir Kranksein genießen

Wir seufzen beide. Ja, das klingt wirklich sexy. Wobei es noch besser wäre, wie wir finden, wenn jemand anderes einem diese Einläufe verabreichen würde. Fasten möchte ich deswegen nicht gleich, aber vielleicht könnte ich ein kleines Magenproblem entwickeln?

Ein ganz harmloses, das auch gar nicht weh tut, mich aber durchaus ans Bett fesselt und vor allen Dingen regelmäßige Einläufe erfordert. Und Fiebermessungen. Anal, selbstverständlich. Und Zäpfchen.

Tatsächlich versuchte Mona mir kürzlich weiszumachen, ich nähme definitiv zu häufig Kopfschmerztabletten zu mir, ich würde mir meinen Magen dadurch langfristig ruinieren, ich solle also endlich damit aufhören oder wenigstens über zäpfchenförmiges Paracetamol nachdenken. Ich strahlte. Und Mona verdrehte die Augen.

»Im Unterschied zu anderen Krankheiten, ist das Leben immer tödlich.«
Italo Svevo

Grund Nr. 77

Weil wir Schmerzen geil finden

Meine Vanilla-Freundin Susanne äußerte damals, als ich sie über meine sexuellen Neigungen informierte, den Verdacht, dass Masochisten generell im Leben bevorteilt seien, weil sie nämlich Schmerzen genießen könnten.

Da war sie natürlich vollkommen auf dem Holzweg. Ich kann Kopfschmerzen wirklich gar nichts abgewinnen. Ich finde es zum Kotzen, mir den Zeh an Stuhlbein anzustoßen. Ich hasse Magenschmerzen, ich will mich nicht beim Kochen schneiden und erst recht nicht verbrennen.

Wobei, als ich mich das letzte Mal verbrannt habe, hatte Mona mich, während sie die Brandsalbe suchte und auftrug, minutenlang für meine Unachtsamkeit ausgeschimpft. Und das hatte nun wieder durchaus seinen Reiz. Aber die Brandwunde tat leider länger weh als ihr Tadel gut.

»Dass die Schmerzen miteinander abwechseln, macht das Leben erträglich.«
Friedrich Hebbel

GRUND NR. 78

Weil wir uns trauen, hässlich zu sein

Zu Lars und dem Fasten und besonders seiner käsigen Haut fällt mir ein: Wir SMer können zwar außerordentlich viel Zeit damit verbringen, uns in Schale zu werfen (oder in Latex oder, noch anstrengender, in Gummi. Oder in Leder oder in Ketten oder in Seile oder in Perücken oder in Korsetts oder in Stilettos oder in Catsuits oder oder oder), wir nennen aber andererseits auch einen großen Mut zur Hässlichkeit unser Eigen.

Ich mache mich in der Regel schön für meine Spielgefährten, lege Make-up auf, schlüpfe in hübsche Kleider, kämme mich. Gehe selbstredend unter die Dusche, wasche Haare, rasiere Beine, Möse, Achseln, reinige, pflege, becreme mein Gesicht, feile mir die Finger-, schneide mir die Fußnägel. Ich weiß, dass sie das schätzen, meine Spielpartner, wie schön ich aussehe, wenn ich mich ihnen ausliefere.

Aber ich weiß auch, ganz besonders genießen tun sie mich, wenn sie mich in einen Zustand gebracht haben, in dem nicht mehr viel übrig ist von der schönen Fassade. In dem die Klamotten verrutscht, zerrissen, ausgezogen, beschmutzt sind, in dem die Haare zerzaust und zerwuschelt in alle Himmelsrichtungen abstehen, in dem mein Make-up teils verschwunden, teils verschmiert ist, die Wimperntusche auf der Nase, der Lippenstift am Kinn. Durchgenudelt, durchgespielt, völlig erledigt und endlich echt sehe ich dann aus in ihren Augen.

Schöne Subs werden bewundert. Besonders, wenn sie hässlich sind.

Zumindest weibliche Tops schätzen an körperlichen Makeln auch die mannigfaltigen Möglichkeiten zur Demütigung, die sie bieten. Mona liebt es, mir meine kleinen Titten und dicken Beine vorzuhalten. Sie zieht Kai mit seinen schiefen Zähnen und seinen verformten Füßen auf. Sie ist glücklich, wenn sie sieht, wie sie uns trifft damit. Und sie macht das natürlich wieder wett durch die entzückendsten Komplimente, weswegen wir ihr nicht ernsthaft böse sind.

Tops wiederum haben per definitionem sozusagen die Lizenz zum Hässlichsein. Götter wie sie werden nicht an den Maßstäben gemessen, die für gemeine Menschen gelten. Fürsten wie sie müssen nicht gefallen, müssen nicht das Auge ihrer Untertanen erfreuen, müssen nicht sich zeigen und darbieten und auf Applaus hoffen. Sie müssen einfach nur sein.

(Als ich übrigens Mona mitteilte, dass dominante Menschen sich meiner Ansicht nach jenseits von Kategorien wie »Schönheit« bewegen, ging sie mit ihrer Bürste auf mich los. Ich glaube, sie hatte mich missverstanden.)

»Das Schöne an der Sünde
ist ihre moralische Hässlichkeit.«
Manfred Poisel

Grund Nr. 79

Weil wir mangelnde Attraktivität durch sexuelle Devianz wettmachen

Die eigentlich Schönen können im Spiel sogar mit ihren hässlichen Seiten verführen. Aber auch diejenigen, die tatsächlich und ganz generell nicht über allzu viele erotisch interessante Attribute verfügen, erhalten durch SM ganz neue Chancen bei der (Bett-)Partnerschaftswahl.

Immer wieder geraten wenig anziehenden älteren Herren junge attraktive Frauen in die Fänge, die ganz wild darauf sind, endlich einmal ihre geheimsten Neigungen auszuleben und noch nicht wissen, dass ihnen hierfür auch Heerscharen von Schönlingen zur Verfügung stünden.

Es gibt Männer, die sich zu privaten Herrenzirkeln zusammenschließen, um frustrierte, aber durchaus reizvolle Hausfrauen jenseits der vierzig zu beglücken, indem sie ihnen ihre dunkelsten Sehnsüchte erfüllen. Ich weiß nicht, warum und ob es überhaupt stimmt, aber es scheint definit mehr hetero Malesubs als hetero- oder bisexuelle Femdoms zu geben. Das bedeutet, man muss als hetero- oder bisexuelle Femdom nicht allzu viel hermachen, um ein Rudel von Verehrern am Rockzipfel hinter sich herzuziehen.

Mona behauptet, so nett, wie das klingt, sei es nicht, denn es gebe zwar tatsächlich ein großes Sortiment an Malesubs, allerdings seien die meisten von ihnen mehr als unbrauchbar.

Kai sieht das anders. Kai mit seinem Waschbrettbauch und seinem Harem an Gespielinnen kann gar nicht exzessiv genug über das tragische Los der heterosexuellen Malesubs jammern.

»Fleiß ist die
Wurzel aller Hässlichkeit.«
Oscar Wilde

Grund Nr. 80

Weil wir relativ leicht an sexuelle Kicks gelangen

Dabei muss man die Kerle allzu sehr nun auch wieder nicht bemitleiden. Im Gegensatz zu ihren Vanilla-Kollegen haben Malesubs mit schlechten Karten auf dem Sexmarkt immerhin vielfältige Gelegenheiten, sich Bilder für das Kopfkino ihrer einsamen Stunden einzufangen.

Es finden quasi andauernd Playpartys in den großen Städten statt. Der Eintritt ist nicht hoch, die Getränkepreise moderat, die Türsteher entspannt. Drinnen laufen schöne Frauen fast oder ganz nackt durch die Gegend, schlagen und lassen sich schlagen, vögeln und lassen sich vögeln.

Onanierendes Publikum ist in der Regel von Spielenden nicht sehr erwünscht, aber wer sich halbwegs höflich verhält und den gebotenen Abstand wahrt, kann haufenweise heiße Szenen live miterleben. Denn viele von uns neigen durchaus zu einem gewissen Exhibitionismus, für dessen Befriedigung uns die einsamen Wölfe sehr gelegen kommen.

Erst letzte Woche sprach mich bei einem Stammtisch ein mir unbekannter Mann an, der sagte, er habe Mona und mich auf einer Playparty miteinander gesehen und die innige Sinnlichkeit unseres Spiels habe ihn für Wochen beseelt. Das Gesicht des Mannes sagte mir nichts, aber ich erinnerte mich an das prickelnde Gefühl, in meiner demütigenden Situation beobachtet zu werden. Und es freute mich, diesem freundlichen Mann eine Freude bereitet zu haben.

»Bei der Wahl seiner Feinde
kann man nicht vorsichtig genug sein.«
Oscar Wilde

KAPITEL NEUN

DER VERDIENST DER LUST

Grund Nr. 81

Weil wir Kunst nennen, wozu andere Sex sagen

Heute Vormittag rief mich meine Vanilla-Freundin Susanne an. Sie war bei der Arbeit und entsetzlich genervt. Ihre Chefin ist eine neurotische Zicke, das Büro versinkt im Chaos, die Kollegen sind nicht hilfsbereit, außerdem hatte sie gerade eine fürchterliche Besprechung und muss dringend die Konferenz vorbereiten, aber ständig klingelt das Telefon – und was ich denn eigentlich so triebe, gerade.

»Ich?«, hauche ich etwas erschöpft in den Hörer. »Ich recherchiere!« Meine Herrin neben mir im Bett kichert, während sie getrocknetes Wachs von meinem Busen rubbelt. Dabei gibt's da gar nichts zu lachen, denn ich bin Erotikautorin und demzufolge bei der Arbeit, wenn ich vögele. Würden Sie ein Kochbuch von jemandem kaufen, der niemals kocht? Oder würden Sie diese Commissario-Brunetti-Krimis lesen, wenn Donna Leon ihr Lebtag nicht in Venedig gewesen wäre?

Während es für meine Herrin so aussieht, als zerfließe mein Gehirn gerade in ihrem Kerzenwachs, schreibe ich in Wahrheit fleißig mit. Zugegeben, manchmal lösen sich meine grauen Zellen tatsächlich in ihre Bestandteile auf und das Einzige, was an meinem Körper noch verlässliche Signale von sich gibt, ist meine Möse, aber auch das ist doch eine interessante Erfahrung, die meine Sexualität vertiefen und verfeinern wird, was für das Verfassen erotischer Texte unabdingbar ist.

Ich habe mich inzwischen erhoben und kredenze meiner Herrin einen Kaffee, während meine arme Vanilla-Freundin Susanne wahrscheinlich ihrer sicher nicht halb so anziehenden Chefin einen serviert.

Sicher, man muss nicht auf SM stehen, um erotische Romane zu schreiben. Aber in meinem sadomasochistischen Umfeld häufen sich die Sexworker im weitesten Sinne. Bei unserer Ausweihungsparty letzten Monat gab es beispielsweise einen regen Büchertauschring, betrieben von mir, außerdem von Ronja, die ebenfalls erotische Geschichten verfasst, von Johannes, dessen Promotion über Marquis de Sade inzwischen veröffentlicht wurde und von Ahmed, der einen Fotoband über Bondage herausgebracht hat mit Bildern seiner Liebhaberinnen, die zuvor von seiner Frau gefesselt wurden.

Während wir also unsere Werke gegenseitig beäugten, fachsimpelte meine Herrin mit Martin. Sie entwirft Korsetts, die sie in ihrem eigenen, entzückenden Laden verkauft, Martin bastelt hochwertigen SM-Schmuck, maßgeschneidert und für die Ewigkeit. Arm-, Fuß- und Halsfesseln, Leinen, Ketten und Spreizstangen aus Leder oder Stahl, auch exquisite kleine Nippelringe und elegante Schamlippenklammern. Später gesellte sich Robert zu ihnen, der Spielzeuge, Peitschen, Gerten, Dildos und Ähnliches baut. Er hatte zuvor mit Martina über ein gemeinsames Projekt gesprochen. Martina ist Innenarchitektin. Sie hat die Folterzelle eines großen Bordells ausgestattet und möchte in dieser Richtung weiterarbeiten. Möbel sind ihre Leidenschaft, von A wie Andreaskreuz bis Z wie Zuchtbock.

Frank war leider nicht gekommen, er hatte Proben. Frank ist Choreograph und Sadist. Er produziert Tanztheaterabende, die von der Boulevardpresse als pervers bezeichnet werden, was ihn freut, denn als Moral- und Bildungsanstalt hat er das Theater nie begriffen.

Weil ich meinen Laptop genauso gut auch dort aufbauen kann, begleite ich meine Herrin nach dem Frühstück in ihren Laden. Monique, die tagsüber in Männerklamotten herumlaufen musste, bevor sie ihren Job bei der Bank an den Nagel hängte, um bei meiner Herrin zu arbeiten, ist schon da. Sie holt eine Flasche Sekt aus dem Kühlschrank und wir stoßen auf unsere herrlichen Neigungen an, die es uns erlauben, mit sinnlicher Kreativität an unsere Brötchen zu gelangen, indem wir die Grenzen zwischen privat und beruflich, Spaß und Arbeit, Schreibtisch und Bett öffnen.

Tatsächlich liebe ich es, auf einer harten Schreibtischplatte von hinten genommen zu werden, aber schreiben tue ich lieber in meinem kuscheligen Bett.

»Denn Kunst ist nichts anderes
als Gestaltung mit beliebigem Material.«
KURT SCHWITTERS

Grund Nr. 82

Weil unsere Shoppingtouren so abwechslungsreich sind

Nachmittags treffe ich Ronja zum Shoppen. Wir gehen nicht zu H&M, nicht in die schönen kleinen Boutiquen in Mitte oder Charlottenburg, nicht in die vielen Secondhandläden in Kreuzberg oder Prenzlauer Berg.

Wir starten in einer Tierhandlung bei ihr in der Nähe. Ich beobachte ein paar weiße, rotäugige Kröten in einem Aquarium, die ihrerseits meine Person beäugen, bis Ronja mich ruft. »Schau mal, ist der nicht niedlich?« Sie wedelt mit einem Hundenapf, der sich von denen, die ich bislang kannte, durch seine Winzigkeit unterscheidet.

»Für Schnäpse oder wie?«, frage ich.

»Für die Handtasche, für unterwegs«, erklärt sie, »man sollte immer vorbereitet sein.«

Ein Verkäufer hat uns ins Visier genommen. »Was haben Sie denn für einen Hund?«, will er von Ronja wissen, und sie flötet dem klassischen Drehbuch gemäß: »Gar keinen.«

Er guckt, wir lächeln, er guckt, wir lächeln und dann wird es uns zu langweilig. »Der war ja nicht sonderlich pfiffig!«, konstatiert Ronja im Weitergehen. Um ihm auf die Sprünge zu helfen, probieren wir Hundehalsbänder an. Ich halte Ronjas langes rotes Haar hoch, während sie sich eines umbindet, wir suchen nach passenden Leinen, befestigen sie, ziehen ein bisschen und Ronja marschiert mit Napf, Halsband und Leine zur Kasse.

Wenn ich so etwas mit Mona oder Tom machen würde, fände ich es prickelnd. Mit Ronja ist es ein bisschen lustig, aber so lustig auch wieder nicht, wir machen das alles schließlich schon ein paar Jahre.

Deswegen brauchen wir auch nur ein paar Minuten für den Karabinerkauf im Bauhaus und lassen uns nicht von dem schlecht gelaunten Körbemacher die Laune verderben. Sein kleiner Laden ist in der örtlichen Szene berühmt, weil man hier ganz günstig ganz schöne Rohrstöcke kaufen kann. Er fragt regelmäßig, wozu wir die Dinger brauchten würden, wir sagen regelmäßig: »Zum Schlagen« und er zieht regelmäßig eine Schnute.

Anschließend bummeln wir ein bisschen durch Trödelläden auf der Suche nach Teppichklopfern und Kochlöffeln. Mona hat kürzlich unseren Lieblingskochlöffel auf meinem Hintern zertrümmert. Wir finden weder das eine noch das andere. Es ist an der Zeit für einen Kaffee. Ronja raucht, ich esse Käsekuchen. Wir überlegen, ob wir noch in dem einen oder anderen Fetischladen vorbeischauen sollten und beschließen, dass das zu anstrengend, langweilig und überflüssig wäre, wo wir doch eh kein Geld haben.

»Aber du könntest ein paar Korsetts anprobieren!«, schlage ich grinsend vor und wir machen uns auf den Weg zu Mona.

»Ein Leopard wechselt niemals seine Punkte
und eine Schlampe wechselt niemals ihren Slip«
Aus »Beautiful Thing«

Grund Nr. 83

Weil immer klar ist, wer den ersten Schritt zu machen hat

Ich habe Mona vor fast zwei Jahren auf irgendeiner Party kennen gelernt. Wie haben uns nicht viel unterhalten, aber ich habe gehört, was sie zu anderen sagte und wie klug das klang, ich habe ihr Korsett eingehend bewundert und diese lebendige, sich selbst genießende Art, mit der sie sich bewegt.

Ich erfuhr, dass sie vielfach liebt und Frauen mag. Wir haben wirklich kaum miteinander gesprochen, aber wie haben uns zwei, drei Mal angesehen, auf eine Weise, die verheißungsvoll war. Ich redete in einem fort von Mona die nächsten Tage, bis Tom und Ronja mich zwangen, ihr zu schreiben (Kontakt aufzunehmen ist bei all den Foren, in denen wir uns tummeln, meistens nicht sonderlich kompliziert).

Ich sträubte mich. Ich hatte Angst vor einer Abfuhr. Was, wenn ich ihr gar nicht gefiele? »Sicher gefällst du ihr«, sagte Tom damals. »Aber wenn ich ihr wirklich gefallen würde, hätte sie sich dann nicht schon längst von sich aus bei mir gemeldet?«, fragte ich.

Tom erklärte mir, Mona sei eine dominante Frau und um solche müsse man werben. Also schrieb ich ihr. Ganz freundlich und schüchtern. Ich ertrug die langen Tage bis zu ihrer Antwort wohlig leidend. Das ging so eine ganze Weile. Ich schrieb ihr Nettigkeiten, sie schickte Distanziertheit oder, wenn ich sehr viel Glück hatte, die eine oder andere Höflichkeit zurück.

Ich versuchte wochenlang, ein Date mit ihr zu bekommen. Nach diesem Date (Kaffee trinken, sehr nett und gar nicht SMig) überschüttete ich sie weitere zwei Wochen mit Bewunderung und Sehnsucht, bis wir uns endlich an einem Abend trafen, Cocktails tranken, im Bett versanken und das Katz-und-Maus-Spiel beendeten.

Dafür war es höchste Zeit, wobei es andererseits durchaus auch Spaß gemacht hat. Es war herrlich, für diese schöne, unbekannte Frau zu schwärmen, ihr schmachtende Mails zu schreiben, auf ein Wort, eine Geste von ihr zu hoffen, sich vor Sehnsucht zu verzehren und sich über die Maßen geadelt zu fühlen, wenn sie sich endlich huldvoll zu mir herabließ. Mona wiederum sonnte sich in meiner Bewunderung und genoss es in vollen Zügen, mich zappeln zu lassen, mir durch ihre Distanziertheit aufregende Seelenqualen zu bereiten, mich durch Freundlichkeit und Abweisung gemächlich gar zu kochen.

Wir haben zueinander gefunden. Das ist bei Vanillas ja oftmals gar nicht so leicht. Weil als berghohe Hürde die große Frage im Raum steht, wer den ersten Schritt macht. Bei uns ist das ganz klar. Natürlich muss die submissive Person um die Gunst des Tops werben.

Oder aber die dominante Person muss ihre Beute erlegen. So war das mit Tom und mir. Wir haben uns bei einem Stammtisch kennen gelernt, als ich ganz neu in der Szene war und sehr unerfahren. Ich glaube, er hat mir dreimal auf den Anrufbeantworter gesprochen, bis er mich endlich erreichte. Dann benötigte er ein paar weitere Telefonate, um mich zum gemeinsamen Kaffeetrinken zu überreden. Nach ein paar Verabredungen hatte er einen Theaterbesuch herausgeschlagen und nach dem darauf folgenden Kinobesuch ließ ich mich zum Essen bei ihm einladen.

Mona ist mit Kai ähnlich vorgegangen. Sie hat ihn sich geschnappt. Er war damals eigentlich der Beziehungen überdrüssig, aber sie ließ nicht locker. Und machte von vornherein klar, dass es hierbei nicht um ein Spiel und auch nicht um eine Affäre ginge, dass es sich bei ihm vielmehr um den Mann ihres Lebens handelte.

»Ich bitte dich«, erklärte sie mir, »eine dominante Frau lässt sich doch nicht aufreißen. Ich weiß, was ich will, und das nehme ich mir. Punkt.«

»Aber in unserem Fall«, widersprach ich, »war ich doch diejenige, die dich aufgerissen hat!«

»Quatsch«, erwiderte Mona, »ich habe dich erlegt, nach allen Regeln der Kunst. Aber eben subtil. Deswegen glaubst du, du hättest mich abgeschleppt, während ich dich in Wahrheit doch längst schon hatte.«

Manchmal ist es sinnlos, dominanten Frauen zu widersprechen. Weil sie per definitionem recht haben.

»Flirt ist die Fähigkeit,
jemandem nahezukommen,
ohne ihm nahe zu treten.«
UNBEKANNT

Grund Nr. 84

Weil wir die Hilflosigkeit der Liebe genießen

In diesem Zusammenhang erwähnenswert ist die Tatsache, dass wir die Liebe viel gründlicher genießen können, als es der gemeine Vanilla-Mensch vermag. Denn wir genießen auch ihre Schattenseiten. Diesen quälenden Stunden vor dem nicht klingelnden Telefon in den Anfangsphasen können wir durchaus einen gewissen erotischen Reiz abgewinnen. Zumindest, wenn wir submissiv sind und halbwegs gut gelaunt. Tops wiederum berauschen sich daran, sich selbst zu verbieten, den begehrten Menschen anzurufen, um die eigene Stärke und das hilflose Gezappel des anderen genießen zu können. Zumindest versuchen das manche von ihnen. Um dem Wahnsinn zu entkommen, den Verliebtheit mit sich bringt.

Manchen von uns gelingt es auch, sich an Beziehungsstreits zu erfreuen. Es gibt dominante Menschen, denen es Spaß macht, die Verletztheit, den Schmerz ihres Partners zu sehen, und wie er hilflos um sich schlägt und sich doch selbst dabei am meisten weh tut. Wie er abhängig ist in alltäglichen Bereichen, wie er bedürftig, anhänglich, hungrig wird. Manche Bottoms wiederum lieben die eisige Kälte oder die blanke Wut ihrer dominanten Partner, den Tobsuchtsanfall, den Zornesausbruch, die Drohung. Oder sie lieben ihre eigene Reue, ihre Fehlbarkeit. Ihre Entschuldigungsorgien, ihr Betteln um Verzeihen, ihre Gelöbnisse, sich zu bessern. Und die Gnade ihrer Tops, die Großherzigkeit, die Zähigkeit.

Natürlich hat das alles nichts mit SM zu tun. Es handelt sich in diesen Fällen um die ganz normalen Beziehungshöllen, die sich kleinere und größere Soziopathen, ganz gleich welcher sexuellen Couleur, gegenseitig schaffen, auf der Suche nach Werweißwas.

»Gerechtigkeit ohne Stärke ist Ohnmacht,
Stärke ohne Gerechtigkeit ist Tyrannei.«
Blaise Pascal

Grund Nr. 85

Weil wir unsere Konflikte mittels D/S lösen können

Aber wir haben es tatsächlich oft leichter, unsere Probleme miteinander zu lösen. Gerade in der Anfangsphase von Beziehungen fällt es vielen Menschen ja schwer, Fehler zuzugeben, eigene Vorbelastungen einzuräumen, um Entschuldigung zu bitten, den ersten Schritt zu machen, sich schwach und verletzt zu zeigen.

Wir Bottoms tun uns damit weitaus leichter, denn wir sind ja ohnehin andauernd schwach und verletzt, im Spiel eben. Und wenn unsere Tops diese Seite von uns sowieso schon kennen, ist es sinnlos, sie im Alltag zu verheimlichen.

Wenn wir erst einmal weich geworden sind, dann können unsere Tops sich das auch erlauben. Und ein auf Knien und Verzeihung bittender Top ist natürlich anrührender als ein Vanilla oder Bottom in derselben Position. Zumindest so lange, bis wir uns daran gewöhnt haben. Und bis uns klar wird, dass wir im Grunde genommen durch diese Streitkultur die ganz alten Geschlechterrollen reproduzieren, wobei Top an die Stelle des Mannes und Sub an die der Frau tritt.

»Da man Macht haben muss, um das Gute durchzusetzen, setzt man zunächst das Schlechte durch, um Macht zu gewinnen.«
Ludwig Marcuse

Grund Nr. 86

Weil wir immer ein hübsches Geschenk parat haben

Zu Monas Geschäftskonzept gehört es, wirklich ausschließlich ihre Korsetts zu verkaufen und nichts anderes. Nicht einmal Strümpfe. Ihre Konzentration auf das Wesentliche und das, was sie kann, zeichne sie aus, sagt Mona. Außerdem liebe sie Klarheiten und hasse Schnickschnack.

Das klingt einleuchtend. Aber andererseits mag der SMer als solcher Schnickschnack. Schon mal allein, weil Schnickschnack sich wunderbar verschenken lässt. Bei Vanillas weiß man ja manchmal gar nicht, was man ihnen schenken soll, wenn sie schon wieder und zum inzwischen vierzigsten Mal Geburtstag haben.

Als SMer unter SMern hat man diese Schwierigkeiten nicht. Es wimmelt in den einschlägigen Geschäften nur so von entzückenden kleinen Dingen, die kein Mensch braucht, die aber vielversprechend wirken (außer in Monas Boutique; wer in Monas Laden ein Geschenk sucht, dem muss der/die zu Beschenkende schon sehr teuer sein).

Es gibt beispielsweise Rucksäcke, Täschchen und Geldbörsen aus Lack in Korsettform. Es gibt kleine Handschellen und Peitschen als Schlüsselanhänger, Ohrring, Halsschmuck. Es gibt Strümpfe, Stulpen, Handfesseln, Halsbänder, nicht allzu kostspielige Instrumente zur Qual und jede Menge Bücher, CDs, Filme und Bildbände. Als SMer unter SMer gehen einem die Geschenkideen niemals aus, und wenn der beste Freund hundert wird.

»Ein Weiser versteht es, die Menschen nach ihrer Menschlichkeit zu schätzen, ein Mittlerer schätzt sie nach ihren Taten und ein Untüchtiger schätzt sie nach ihren Geschenken.«
Lü Bu We

Grund Nr. 87

Weil Basteltrieb und Dekorationslust befriedigt werden

Falls man aber keine Lust hat, ein Geschenk zu kaufen, weil man den gängigen SM-Nippes inzwischen nicht mehr sehen kann, dann bastelt man eben einfach eine Kleinigkeit. Zum Beispiel steckt Ronja liebend gern Barbiepuppen in abgeschnittene (weil kaputte) Strümpfe mit interessanten Musterungen, um sodann den Puppen mit dünnem schwarzem Klebeband die Augen zu verbinden und die Arme auf dem Rücken zu fesseln. Ähnlich (nur ohne das Strumpfkleid vielleicht) lässt sich mit Quietschenten, Teddybären und dergleichen Gesellen verfahren. Sogar Gartenzwerge können auf diese Weise zu ganz neuer Größe wachsen.

Das Schöne an unserer Neigung ist, dass sie sich wunderbar mit diversen anderen Leidenschaften verbinden lässt. Mit dem Basteltrieb des Mannes und der Dekorationslust der Frau oder der Bastellust der Frau und dem Dekorationstrieb des Mannes oder der Dekorationswut der Tunte und der Bastelgier der Butch.

Wir können unsere Schlaginstrumente selbst basteln. Tom ist ganz stolz auf eine Peitsche aus einer Fahrradsattelstange und diversen Schnüren. Lars' Exfreund liebte es, hölzerne Wäscheklammern kunstvoll zu bemalen. Mona versinkt in ihrem Korsett-Traum, Kai schneidert aus alten Handschuhen und Stofffetzen, die er Mona klaut, die skurrilsten und aufregendsten Frauenhandschuhe. Ich habe inzwischen zweiunddreißig Paar, glaube ich. Der Winter kann also gerne kommen. Wobei die meisten von den Dingern nicht wirklich wärmen. Aber verhübschen tun sie.

Jede Form der Produktivität, die wir lieben, lässt sich mit SM verbinden, und wessen liebste Produktivität in der Ankurbelung der Wirtschaft vermittels exzessiven Konsums besteht, der wird dies mit seiner finsteren Neigung ebenfalls verbinden können.

»Kreativität: Wer anderen was nachmacht, macht sich was vor.«
Gerhard Uhlenbruck

Grund Nr. 88

Weil wir unsere Launen besser begründen können

Nach Geschäftsschluss gehe ich mit Mona zu diesem Spanier in der Nähe ihres Ladens. Sie schiebt sich genussvoll diverse Tapas in den Mund. Ich kann nicht sagen, dass ich das Essen hier schlecht fände, aber freuen tue ich mich darüber gerade auch nicht. Dafür könnte ich heulen, weil dauernd Öl auf mein T-Shirt tropft und ich mir an den Gambas Ajoli die Zunge verbrannt habe.

Mona erzählt zwischen Sardelle und Sardelle von ihrem überaus erfolgreichen Arbeitstag, von einem arroganten Neureichen, der seine drei Miezen zum Korsettkauf bei ihr vorbeigeschickt hatte und dann mit deren Auswahl und also auch Mona nicht zufrieden war, woraufhin ihn Mona abgekanzelt hat, bis er selbst mit Zylinder bequem unter ihren Teppich gepasst hätte.

Mona explodiert fast vor Stärke und Lebensfreude, der Rotwein kreist in ihrem Glas, die Muschelschalen fliegen auf den Abfallteller, ihre langen Finger stürzen spritzend ins Zitronenwasser und mir ist elend zumute.

Mir ist schon den ganzen Tag über elend zumute, aber jetzt weiß ich endlich warum: Weil ich SMerin bin und noch dazu eine submissive. Das bedeutet, ich bin entsetzlich schwach, woran sich nichts ändern wird, weil meine Schwäche in meiner Sexualität ein für allemal verankert ist. Und ich begehre demzufolge per definitionem starke Menschen, die mich mit ihrer Stärke meine eigene Schwäche nur noch deutlicher spüren lassen.

Ich höre Monas Worte schon lange nicht mehr, aber ich registriere den forschen Ton ihrer Stimme, die Direktheit ihres Blickes, die gewaltige Lebendigkeit ihrer bewegten Lippen. Ich werde niemals aufhören können, sie zu begehren, auch dann nicht, wenn sie mir schadet, ich werde niemals für sie so faszinierend sein wie sie für mich, weil ich klein und schwach bin, sie hingegen riesig und stark. Meine Lust sorgt dafür, dass ich hilflos abhängig werde von Menschen, die mich überfordern. Kein Wunder also, dass ich mich elend fühle.

Die Wahrheit ist: Ich fühle mich elend, weil ich prämenstruell bin. Aber das ist ein idiotischer Grund, der weder konkret noch sonderlich glamourös ist. Ich finde, meine tragisch-düstere Sexualität zum Drama meines Lebens zu erklären, macht um einiges mehr her. Und ist erhöhender, irgendwie. Es hilft mir zwar nicht, aber nichts hilft mir gerade, also warum nicht wenigstens glanzvoll leiden, wenn schon leiden.

Später am Abend schlägt Mona mich, nachdem ich ihr zu Füßen zu Boden gesunken bin. Alles ist Schmerz, Einsamkeit und Trauer; Tränen laufen über mein Gesicht, und genau das tut fürchterlich gut gerade. Es platzt irgendein Knoten, es entspannt sich etwas. Es ist nicht mehr befremdlich, dass mir zum Weinen zumute ist, es ist im Gegenteil der Situation äußerst angemessen.

Dank meiner sadomasochistischen Neigungen lässt sich also meine allmonatliche Miesepetrigkeit um einiges besser aushalten und überdies literarisch nutzbar machen – wie ertragen bloß Vanillas ihre Stimmungstiefs, frage ich mich.

»Und wie erträgt bloß deine Umwelt, ob SMig oder nicht, deine Stimmungstiefs?«, fragt mich Tom nachts im Bett.

Nun, ich bin mir sicher, wenn ich nicht nur schlecht gelaunt, sondern außerdem auch noch Vanilla wäre, ertrüge er mich bedeutend schlechter.

»Laune (wahrscheinlich von luna = Mond)
bezeichnet ein entschiedenes Überwiegen des Subjektiven
über das Objektive bei der Auffassung der Außenwelt.«
Arthur Schopenhauer

Grund Nr. 89

Weil SM ein prima Grund ist, das Scheitern bisheriger Beziehungen zu erklären

Es wimmelt in der Szene nur so von (meist etwas betagteren) SMern, die eine Ehe mit einem Vanilla, aus der eventuell Kinder entsprangen, hinter sich haben. Fragt man diese nach den Gründen ihrer Trennung (was man, wie Tom sagt, nicht macht, was ich aber trotzdem tue), dann wird fehlender SM in der Regel als mit ausschlaggebend genannt.

Ich stelle mir das tragisch vor, mit einem geliebten Menschen glücklich zusammen zu sein, und dann plötzlich zu merken: Ich habe unleugbare und unaufschiebbare sexuelle Bedürfnisse, die weit über das rein triebhafte hinausgehen, und die in meiner Beziehung weder befriedigt noch geduldet werden. Wie schrecklich, sagen zu müssen: Ich liebe dich über alles, aber ich brauche SM. Deswegen gehe ich jetzt.

Vielleicht ist manchmal aber auch SM gar nicht der ursprüngliche Grund zur Trennung, sondern vielmehr der letztendliche Auslöser. Das Ticket in die Freiheit sozusagen, das eine gütige Fee nächtens auf dem einen der beiden Kissen im Doppelbett niedergelegt hat.

Sicher fällt es nicht leicht, seinen Partner allein zu lassen und womöglich auch noch die gemeinsamen Kinder kreuzunglücklich zu machen, bloß, weil man sich nach mehr Glück sehnt, mehr Lust, mehr Vergnügen, mehr geistigem Wachstum, mehr Verständnis.

Wenn man jahrelang damit zurechtgekommen ist, sich klein oder hilflos oder allein gelassen oder nicht liebenswert oder rücksichtslos oder was auch immer zu fühlen, wenn man sich damit arrangiert hat, über die eigenen Emotionen und Gedanken eher mit Freundinnen und dem Tagebuch, nicht aber mit dem Partner zu sprechen, auf Kino, Theater oder gemeinsame Urlaube zu verzichten, keine Unterstützung bei der Bewältigung der häuslichen Pflichten oder dem Geldverdienen zu erhalten, sich unverhofft Übellaunigkeiten und Angriffen ausgesetzt zu sehen oder für die Unterstützung des psychisch labilen Partners verantwortlich zu sein, wenn man sich mit all dem erst einmal arrangiert hat, dann stellt sich natürlich bei jedem Gedanken an Trennung auch sofort die Frage: Warum denn gerade jetzt? Wenn nicht gestern, vorgestern, vor zehn Jahren, warum dann in diesem Augenblick?

Manche Menschen, Alkoholikerkinder beispielsweise, oder ehemalige Opfer familiärer (sexueller) Gewalt neigen sogar dazu, sich in zerstörerischen, schädlichen, ihnen eindeutig zuviel abverlangenden und zuwenig gebenden Beziehungen geborgen und zu Hause zu fühlen.

In solchen Fällen können die Betroffenen natürlich von Glück sagen, wenn sich endlich ihre sexuelle Neigung rabiat in den Vordergrund drängt, sich aufplustert und definitiv nicht mehr zu übersehen und schon gar nicht zu überfühlen ist. Und nach Handlung verlangt. Sofort.

»Leidenschaftliche Liebe und Ehe ist zweierlei.«
GEORG WILHELM FRIEDRICH HEGEL

Grund Nr. 90

Weil SM als Grund zum Streiten dient

Wenn man wiederum in keinster Weise vorhat, sich voneinander zu trennen, weil man so glücklich miteinander ist, dass einem nicht einmal entfernt auch nur der kleinste Grund zum Streiten einfällt, dann kann SM ebenfalls helfen. Kein Mensch erträgt ewige Glückseligkeit in nicht enden wollender Harmonie, das permanente Hoch ohne auch nur die Andeutung eines Tiefs.

Jedenfalls erträgt das keiner in meiner Umgebung. Mona schon gar nicht. Deswegen müssen die letzten paar Monate für sie echt hart gewesen sein, denn immer, wenn ich sie fragte, wie es mit Kai so laufe, sagte sie: »Gut, wirklich, ganz toll.«

Selbst, wenn sie ihn wegen offen gelassener Zahnpastatuben anmaulte, bremste er ihre Aggressivität durch liebevolles Verständnis aus. Da hilft nur noch das Thema SM. Also sagte sie letzte Woche, nachdem er erklärt hatte: »Das tut mir leid, dass ich zuviel Milch in deinen Kaffee geschüttet habe, wir können gerne die Tassen tauschen«: »Darum geht's doch gar nicht. Das Problem ist: Wir haben keinen guten SM miteinander. Weil du nämlich gar nicht devot bist.«

Kai versuchte, mit einem zaghaften: »Liebling, du weißt, ich bin Switcher« zu entkommen, aber sie hatte ihn bereits fest am Schlafittchen. »Darum geht's doch gar nicht!«, knurrte sie, »das Problem ist: Du formulierst andauernd Wünsche und Abneigungen – du willst, dass ich dich quäle, aber nur so, wie du es willst!«

»Ja, schon«, gab Kai zu, »aber das ist doch verständlich. Einvernehmlichkeit ist doch Teil unserer Sexualität. Natürlich möchte ich nicht gegen meinen Willen gequält werden. Das ist doch kein Folterverlies da hinten, sondern ein Schlafzimmer!«

»Du denkst nur an dich!«, fauchte Mona. »Was ist denn bitte sadistisch daran, dir Schmerzen zuzufügen in einer Dosierung, die du als wohltuend empfindest? Und was ist das für ein Gehorsam, der erst zum Einsatz kommt, nachdem du mir befohlen hast, was ich dir zu befehlen habe?«

Man kann dieses Spielchen endlos weiterspielen. Andersherum könnte Kai genauso gut sagen: »Unser SM ist miserabel. Du bist gar nicht richtig grausam. Du tust mir bloß Dinge an, die mir Freude bereiten.« Wenn Mona dann wagen würde, ihm ernsthaft Leid zuzufügen, könnte er argumentieren: »Das ist nicht einvernehmlich, was du hier getan hast. Das hat auch mit Sex nichts zu tun, weil mir nämlich überhaupt nicht nach Sex zumute ist. Du bist einfach nur brutal und herzlos und versuchst das durch dieses SM-Getue zu kaschieren.«

Das Skript zur tränenreichen Versöhnung ist ähnlich schlicht: Mona sagt beispielsweise: »Ich sehne mich doch nur nach intensiverem, härterem Spiel, weil ich dir nahe sein will, weil ich dich so sehr liebe!« Oder aber: »Es fällt mir schwer, dir wirklich weh zu tun, wo ich dich doch so sehr liebe!«

Kai sagt entweder: »Ich sehne mich doch nur nach intensiverem, härterem Spiel, weil ich dir nahesein will, weil ich dich so sehr liebe« oder: »Ich hatte Angst, ich würde dir zu nahetreten durch zu direkte Submissivität, ich wollte dich mit meiner Unterwürfigkeit nicht unter Druck setzen, wo ich dich doch so sehr liebe!«

Wir kennen das alles auswendig, das eine wie das andere, glauben uns kein Wort und wissen trotzdem um die Wahrheit eines jeden Satzes. Wir leiden nach dem immer selben szenebekannten Schema, was die Sache nicht weniger quälend macht. Aber langweilen tun wir uns nicht miteinander.

»Keine Macht für Niemand!«
RIO REISER

KAPITEL ZEHN

GEHEIME GÖTTER GEBEN SICH DIE GRÖSSE

Grund Nr. 91

Weil wir besondere Ringe haben

Die WG macht sich geschlossen auf den Weg zur SM-Party des Monats. Unser Outfit stimmt, von Scheitel bis Sohle. Sogar die Ringfinger sind angemessen geschmückt. Habe ich schon erwähnt, dass wir Mitglieder eines Geheimbundes sind?

Der Eingeweihte erkennt uns an einem bestimmten Ring, den wir alle stets tragen, sofern wir es nicht vergessen oder keine Lust dazu haben. In der Regel ist der Ring aus Silber, Aluminium oder Stahl gemacht, aber das muss nicht sein. Wichtig ist, dass auf dem Ring sich ein kleines Kügelchen befindet, an welchem wiederum ein ganz kleines Ringchen befestigt ist.

Das hat sich kein Designer ausgedacht, sondern die französische Schriftstellerin Dominique Aury, die unter dem Pseudonym Pauline Réage 1954 mit ihren Roman *Die Geschichte der O*[31] den absoluten und unbestrittenen Klassiker der sadomasochistischen Literatur vorlegte. Frauen, die es lieben, sich zu unterwerfen, tragen in diesem Buch einen Siegelring, auf dem die Triskele, ein Rad mit drei Speichen, das an das keltische Sonnenrad erinnert, abgebildet ist, wodurch sie allen Männern, die die Bedeutung des Ringes kennen, stets zur Verfügung stehen.

In der ersten Verfilmung des Buches [32] wurde dieser Ring in seiner heutigen Form dargestellt. Seitdem tragen wir im deutschsprachigen Raum diesen Ring, um zu bekennen: Ich gehöre dazu.

Gleichzeitig kann man zur Erleichterung des Flirtens durch den Ring auch die Details seiner sexuellen Präferenzen bekunden: Links getragen deutet er Dominanz an, rechts Submissivität. Das liegt wohl daran, dass dem Dominanten die Schlaghand frei bleiben und dem Devoten die aktive Hand gebunden werden soll.

Linkshänder müssen sehen, wie sie klarkommen. Und Switcher auch. Schließlich haben auch ausgegrenzte Gruppen ein Recht auf Ausgrenzung.

»Wer sonst keinen Schmuck hat,
schmückt sich mit Fremdwörtern.«
MANFRED HINRICH

Grund Nr. 92

Weil sich uns geheimnisvolle Türen öffnen

Zu einem Geheimbund gehören natürlich neben geheimen Erkennungszeichen auch geheime Orte, an denen der Geheimbund sich treffen und seine geheimen Riten vollziehen kann.

In den düsteren Jahren meiner Vanillajugend, die ich in einer ganz und gar unerquicklichen Kleinstadt kurz vor dem Ende der Welt verbracht habe, bestand das samstagabendliche Highlight darin, im Pulk die großen Diskotheken aufzusuchen, die von außen durch lila-blaue Leuchtreklame auf sich aufmerksam machten, die unnötige, unfähige, unattraktive Türsteher vor ihren glasigen, weiß umrandeten Billig-Türen aufgereiht hatten und die in ihrem Inneren durch buntes Licht bestachen, durch Nebel, der so süßlich roch wie das Parfum der Mädchen und die Cocktails namens *Sex on the Beach* oder *Orgasmus*, durch grüne Palmen und farbige Sonnenuntergänge an den Wänden, durch Weihnachtsschmuck im Dezember und Osterschmuck im Frühjahr, durch verständlicherweise unter Drogen stehende DJs, die den derzeitigen Charts ihre schlimmsten Scheußlichkeiten abtrotzten und vor allen Dingen durch die ihre Einfalt im Gesicht und ihre Geschmacklosigkeit am Leibe tragenden Gäste.

Auch diesbezüglich hat sich meine Lage durch das Entdecken meiner finsteren Leidenschaft nachhaltig verbessert.

Heute Abend stellen wir unser Auto in einer dunklen Seitengasse ab, schreiten durch noch dunklere Seitengassen auf eine ganz besonders dunkle Seitengasse zu, gehen langsam zwischen sich eng aneinanderdrückenden Häusern über uralte, brüchige Pflastersteine – Mona und ich leise klackernd und vorsichtig auftretend, Tom und Kai uns umsichtig die Arme reichend.

Wir halten vor einem großen, leicht rostigen Messingtor zwischen Steinmauern. Wir drücken eine namenlose, goldene Klingel. Wir warten. Still, bloß den Atem der anderen hörend, ihren

Nachtduft atmend. Es wird vorsichtig geöffnet. Ein großer, dunkelhäutiger Mann steht vor uns, in langem Mantel und schwerem Schuhwerk. Er mustert uns geübt, ist mit unserem Erscheinungsbild (und Monas und meinem Geschlecht) zufrieden und lässt uns in einen dunklen Hinterhof ein. Er schließt hinter uns scheppernd das Tor und geht uns voran auf eine kleinere, hölzerne Tür zu, die er mit großem Schlüssel entriegelt und hinter uns wieder schließt, während wir die mit rotem Samt beschlagene Treppe hinabsteigen in die alten Kellergewölbe.

Dies und nichts anderes erscheint mir ein angemessener Einstieg in eine angemessen bezaubernde, verzauberte Nacht zu sein.

Tom besteht darauf, dass ich an dieser Stelle darauf hinweise, dass das alles nicht stimmt. Jedenfalls nicht genau so. Wir sind diesen Weg niemals mit Kai und Mona gegangen. Wir gehen ähnliche Wege mit Kai und Mona, die uns auch vor verschlossene Türen führen, welche uns erst nach Betätigen der Klingel geöffnet werden. Aber das sind meist schwarze Türen an großen Straßen, die irgendwer aufmacht, der gerade in der Nähe ist, der uns wahrscheinlich kennt und deswegen gar nicht erst mustern muss. Uns selbst ist die Aufmerksamkeit für verschlossene Türen inzwischen vollkommen abhanden gekommen, wir haben uns längst an sie gewöhnt.

Aber Tom gibt zu, dass wir beide vor Jahren, als wir einander und unsere Lüste entdeckten, genau diesen Weg in unser Wochenende gegangen sind, den ich hier beschrieben habe, mit andächtig geweiteten Sinnen und aufgeregten Herzen, mit unter Spannung stehenden Leibern.

»Es gibt eine Theorie, die besagt, wenn jemals irgendwer genau herausfindet, wozu das Universum da ist und warum es da ist, dann verschwindet es auf der Stelle und wird durch noch etwas Bizarreres und Unbegreiflicheres ersetzt. – Es gibt eine andere Theorie, nach der das schon passiert ist.«

Douglas Adams

Grund Nr. 93

Weil wir Rammstein und Rosenstolz hören können

Drinnen ist die Party bereits in vollem Gange. Langstielige Frauen füllen sich an der Bar mit Anzugträgern ab, während Schwarzgewandete auf der Tanzfläche zu Rammsteins *Die Liebe ist ein wildes Tier* ihre Glieder schütteln.

Das ist ein weiterer Vorteil unserer Neigungen. Wir haben eine Lizenz zum Hören geschmacklich fragwürdiger Musik. Wäre ich auf einer gewöhnlichen Vanillaparty, und es würde Rammstein rauf und runter gespielt werden, nur selten unterbrochen und dann von seelenverwandten Bands, ich würde eventuell relativ schnell relativ schlechte Laune entwickeln. Aber hier ist Rammstein durchaus duldbar, da dem Ambiente angemessen.

Bevor ich mit Tom, Mona und Kai zusammengezogen bin, habe ich in einer Vanilla-WG gewohnt. Eines Tages fragten mich meine Mitbewohner, ob das wirklich sein müsste, dieses permanente Rosenstolz-Gedudel. Das sei leider tatsächlich notwendig, erklärte ich, denn es helfe mir bei der Findung meiner sexuellen Identität.

Das wurde akzeptiert, wenn auch seufzend. Davon abgesehen, hatten wir eine sehr schöne Zeit miteinander und ich bin nicht wegen Rosenstolz ausgezogen.

»Böse Menschen haben keine Lieder,
aber häufig eine Stereoanlage.«
Robert Lembke

Grund Nr. 94

Weil wir oftmals von Tanzen direkt zum Ficken übergehen

Mona und ich begeben uns auf die Tanzfläche. In deren Mitte steht so etwas wie ein gepolstertes Podest, auf dem einsame Männer hocken, um den tanzenden Frauen zuzulächeln. Außerdem befindet sich darauf ein wuseliges Knäuel aus ineinander verflochtenen, sich ineinander verflechtenden Leibern. Über Anzahl und Geschlecht lässt sich nichts sagen.

Als ich mich in ihre Nähe tanze, greift ein Frauenarm nach mir und ein Mund, der vielleicht zu dem Arm gehört, vielleicht auch nicht, ruft: »Lust auf Sex mit uns?«

Ich bin ein bisschen überrumpelt und durchaus fasziniert. Bevor ich mir aber eine Antwort überlegt habe, zerrt Mona mich lächelnd auf die andere Seite der Tanzfläche. Sie findet, ich sei in Begleitung genügend vertrauter Personen, die mich gerne flachlegen würden, ich müsse mich nicht in fremde Geflechte verheddern. Stattdessen knutschen wir ein bisschen mit im Rhythmus wippenden Becken.

Später verschwinden wir mit den Männern im Bettenlager auf der Galerie. Mona schläft mit Kai und ich mit Tom. Ein Mädchen robbt sich an uns ran und beginnt, uns beide abwechselnd zu küssen, was durchaus angenehm ist.

Überhaupt bin ich ziemlich zufrieden damit, endlich Partys aufzusuchen, auf denen Tanzen und Ficken ineinander übergehen können. Ich habe das nie verstanden früher, warum man sich stundenlang aufbrezeln, auf hohen Hacken in kurzen Röcken im Schneematsch durch die halbe Stadt traben soll, um zu heißen Beats und verführerischen Stimmen die Hüften kreisen zu lassen, die Brüste vorzurecken, einladend sich biegende Körper zu sehen und sich selbst einladend zu biegen, warum man all das tun soll, ohne tatsächlich Sex zu haben.

Warum man nach dem Vorspiel, welches der Tanz sein könnte, unbedingt abbrechen oder zumindest unterbrechen muss, um sich mit jemandem zusammenzutun, um zur Garderobe zu gehen, sich anzuziehen, um wieder durch die halbe Stadt in einen völlig abseitigen Bezirk zu trotten, um die Treppen zu einer fremden Wohnung hinaufzuklettern, um einen letzten Drink im Stehen zu nehmen, um im kühlen Küchenlicht nach den Resten der Erregung zu suchen, um sich auszuziehen, um im Anschluss oder ein paar Stunden später sich auf den Nachhauseweg zu machen.

Da ist es doch wirklich viel unkomplizierter, einfach ein paar Betten in den Klubs aufzustellen und sich außerdem nicht anzustellen, wenn ein paar Leute es auf der Tanzfläche treiben, es bleibt sicher trotzdem noch genug Platz zum Tanzen für die anderen.

»Glattes Eis / Ein Paradeis /
Für den, der gut zu tanzen weiß.«
FRIEDRICH NIETZSCHE

Grund Nr. 95

Weil wir so viele interessante Menschen kennen lernen

Das Mädchen begleitet später Tom und mich an die Bar. Sie hat gelb-rotes, langes, lockiges Haar. Sie ist Tierpflegerin und Gauklerin. Das bedeutet, dass sie an manchen Wochenenden oder auch in den Ferien mit ein paar Freunden durchs Land zieht und auf Volksfesten, Mittelalterfesten, Jahrmärkten Kunststücke vorführt. Hauptsächlich arbeitet sie mit Feuer. Sie kann über glühende Kohlen gehen, sowohl auf den Füßen als auch auf den Händen, sie kann Saltos im Feuer schlagen, sie kann Feuer schlucken und Feuer spucken, sie kann mit Flammen am ganzen Körper tanzen. Früher wollte sie zum Zirkus und Löwendompteurin werden, aber dann taten ihr die Tiere leid und deshalb springt sie jetzt selbst durch die brennenden Reifen.

Neben uns steht ein Mann, der beharrlich versucht, sich in unser Gespräch einzuklinken. Er ist Bestattungsunternehmer. Er redet über das Make-up der Leichen und die Inszenierung des Todes, die ja gerade für uns SMer durchaus von Interesse sei. Tom und ich sind baff. Wir haben noch nie eine Feuer spuckende Gauklerin und einen Bestattungsunternehmer im Latex-Catsuit auf einen Schlag kennen gelernt.

Das ist eine dieser angenehmen Eigenschaften von Subkulturen. Man bewegt sich in Szenen von relativ überschaubarer Größe, wodurch man ganz schnell mit ganz vielen Menschen ins Gespräch kommt, was in der großen anonymen Welt der Vereinzelung schwieriger ist. Gleichzeitig wird in Subkulturen die Tendenz der Hauptkultur, Gleiche zu Gleichen zu führen, außer Kraft gesetzt. Das ist bereichernd und interessant. Und sorgt für Gesprächsstoff in Beziehungen.

Tom findet diesen Bestattungsunternehmer völlig makaber. Ich hingegen bin der Meinung, Tom könnte sich durchaus von Zeit zu Zeit mit ernsten Themen, zum Beispiel der eigenen Sterblichkeit, auseinandersetzen. Und dass er die Feuerspuckerin weniger seltsam fand, wird wohl hauptsächlich an ihrer kunstfertigen Zunge liegen.

»Ein ehrliches Spiel unter guten Freunden
ist ein redlicher Zeitvertreib.«
VOLTAIRE

Grund Nr. 96

Weil man überhaupt so viele Menschen durch SM kennen lernt

Mein erweiterter Bekanntenkreis (also die Gruppe der Menschen, denen ich nicht freundschaftlich und nicht einmal unbedingt in Sympathie verbunden bin, denen ich aber trotzdem immer wieder begegne, weil wir mehr oder weniger gezwungenermaßen einen Teil unseres Lebens an den selben Orten verbringen) ist, seit ich mit Pauken und Trompeten die Schule verlassen habe, erheblich geschrumpft.

Das ist einerseits schön, weil es ja nicht unbedingt spaßig ist, einen Großteil seiner Lebenszeit mit Menschen zu verbringen, auf deren Anwesenheit man gar nicht so scharf ist. Andererseits fehlt aber auch etwas. Wie soll man sich denn als Teil eines Ganzen, als Mitglied im sozialen Gefüge Menschheit fühlen, wenn man so völlig losgelöst von Gruppen, Herden, Massenansammlungen ganz individuell durchs Leben schreitet? Wo soll man seinen regelmäßigen Auftritt hernehmen, wenn der Bekanntenkreis als Plattform und anschließendes Diskussions- und Verurteilungsforum fehlt? Wie soll man denn stundenlang mit Freundinnen träge auf irgendeiner Wiese an irgendeinem See liegen und in einem fort tratschen, lästern, tratschen, wenn man keinen entsprechend ergiebigen gemeinsamen Bekanntenkreis hat?

Man kann natürlich in einem großen Betrieb arbeiten. Aber wenn man dazu keine Lust hat, weil man lieber Bücher schreiben, Kunstwerke erschaffen, Promotionen verfassen oder einfach nur unauffällig vor sich hin leben möchte, dann ist sexuelle Devianz durchaus hilfreich, weil die daraus resultierende Szene die alten Schulstrukturen ganz vortrefflich ersetzt.

Ich habe es beispielsweise sehr genossen, beim Ankommen hier heute Abend die Runde zu machen und mindestens ein Dutzend Gesichter zu küssen, ein paar Worte und mehr oder weniger zuneigungsvolles Lächeln zu tauschen. Man fühlt sich so angenehm zugehörig dadurch und so verortet. Was gar nicht schaden kann bei einer Existenz, die sich ansonsten stets im Dazwischen, Daneben oder Draußen abspielt.

»Nichts gegen Klatsch und Tratsch.
Man redet doch wenigstens miteinander.«
PAUL MOMMERTZ

GRUND NR. 97

Weil wir keine Gartenzwerge haben

Tom sieht das ganz anders als ich. Hauptsächlich sei man in der Szene doch von Menschen umgeben, mit denen einen absolut nichts verbände, außer einer vagen Ähnlichkeit des Verlangens, und das sei doch öde, meint er. Wozu Menschen treffen, wenn man nicht wüsste, worüber man mit ihnen reden könnte. »Sieh dich um«, sagt er zu mir, »hier wimmelt es von Menschen, die sich für nahezu nichts anderes als SM interessieren. Das ist doch traurig!«

Ich finde das ganz und gar nicht traurig. Denn ich gehe davon aus, dass viele dieser Menschen, die sich für nahezu nichts anderes als SM interessieren, würden sie sich doch für etwas anderes interessieren, sich für Dinge wie Gartenzwerge, Modelleisenbahnen, Wodkasorten, das Privatleben ihrer Nachbarn und den Sauberkeitsgrad ihres Autos interessieren würden. Oder auch für Computerspiele. Oder Batikkurse. Scherenschnitttechniken. Unkrautvernichtung. Formel eins, Lotto und *Lindenstraße*. Rosamunde Pilcher und *Verbotene Liebe*.

Also seien wir doch bitte froh darüber, dass sie sich nahezu ausschließlich für SM interessieren.

»Je kleiner der Garten,
desto größer der Gartenzwerg.«
BRIGITTE FUCHS

Grund Nr. 98

Weil wir toleranter sind

Wo wir gerade beim Privatleben der Nachbarn sind: Ich denke, wir SMer sind ungewöhnlich tolerant im Vergleich zur Gesamtbevölkerung.

Das liegt zum einen daran, dass wir selbst zu einer Minderheit gehören und als solche der Gefahr von Diskriminierung und Bedrohung zeitlebens ausgesetzt sind. Was du nicht willst, das man dir tu, das füg auch keinem andern zu, sagt ein altes Sprichwort, frei nach Kants Anweisung, stets so zu handeln, dass die Maxime der eigenen Handlung zugleich Maxime eines allgemeingültigen Verhaltenskodexes sein könnte.[33] Da wir nicht diskriminiert werden wollen, diskriminieren wir auch nicht andere. Da wir wissen, wir selbst sind zwar anders, aber trotzdem ganz normal, gehen wir auch bei anderen, die anders sind, davon aus, dass sie eigentlich ganz normal sind.

Außerdem werden wir in unserer bunten, heterogenen Szene, deren einziges Verbindungsglied die Leidenschaft für Macht und/oder Schmerz ist, nahezu dazu gezwungen, uns mit Menschen auseinanderzusetzen, die ganz anders sind als wir. Das schult in Sachen Toleranz.

Tom sieht das selbstverständlich mal wieder ganz anders. Tom sagt, die Annahme, dass Minderheiten besonders tolerant und friedliebend seien, sei leider ein gewaltiger Irrtum, der nicht nur im privaten, sondern auch im politischen Bereich zahlreiche Opfer fordere. Er habe sich selbst zu Schulzeiten mit Vorliebe schwule Freunde gesucht, eben weil er bei diesen eine außergewöhnlich hohe Toleranz und Weltoffenheit witterte. Er merkte allerdings sehr schnell, dass er sich damit geirrt hatte. Seine schwulen Freunde sahen auf jeden herab, der nicht sportlich, cool, angepasst und gut aussehend war. Schließlich waren ihnen auch Toms Klamotten zu uncool.

Manche Minderheiten, doziert Tom, sein Bier schwenkend, würden aus purem Ressentiment heraus auf ihre vielleicht noch nicht einmal reale, sondern nur befürchtete Diskriminierung mit einer ungleich drastischeren Diskriminierung und potentiellen Gewaltbereitschaft reagieren, das könne ich bei Nietzsche nachlesen.[34]

Andere wiederum seien so verängstigt und hätten die eigentlich gegen sie selbst gerichteten Normen und Werte der Mehrheit so sehr internalisiert, dass sie ihr Denken dem der Mehrheit anpassen und es somit gegen sich selbst richten würden. Das ließe sich in Systemen, die auf Rassismus, Apartheid, Patriarchat basieren, immer wieder beobachten und sei jüngst an Eva Herman[35] ersichtlich geworden.

Dann läge manchen Mitgliedern von Minderheiten, die sich für die Tatsache schämen, dass sie Mitglieder einer Minderheit sind, sehr daran, klarzustellen, dass sie selbst zwar ein bisschen abweichend seien, aber auf keinen Fall so abweichend wie andere. SMer dieser Gattung distanzieren sich beispielsweise lauthals von Leuten, die Schläge bis aufs Blut lieben, die 24/7–Aktivitäten befürworten, die mit Natursekt oder gar Kaviar spielen, die Ageplays, Petplays oder Babyspiele mögen.

Außerdem neigen laut Tom Minderheiten dazu, sich zu Eliten aufzuplustern, die sich der dumpfen, stumpfen Masse weit überlegen wähnen und glauben, die Zukunft vorwegzunehmen, in welcher sie selbst der Maßstab sein werden.

Davon abgesehen sollte ich mich doch einfach ein bisschen mit den Menschen unterhalten, die mich in meiner Szene umgeben und dann mitzählen, wie viele von ihnen länger als fünf Minuten ein Bild der Toleranz aufrechterhalten könnten. Ronja und mir gelänge das laut Tom jedenfalls nicht.

»Toleranz ist eine Geisteshaltung, die die anderen erreichen müssen, damit sie endlich so denken wie ich.«

Frank-Markus Barwasser

Grund Nr. 99

Weil wir größer sind als wir sind

Am anderen Ende des Raumes hängt auf einem Sofa ein Paar in mittleren Jahren, hetero und hübsch.

Ihre Sofalandschaft ist garniert mit diversen sich aalenden, räkelnden, hinknienden, hinkauernden, hinfläzenden Mädchen und Jungs. Alle naselang kommt jemand vorbei und gibt sich große Mühe, die Aufmerksamkeit der beiden für einen Moment zu ergattern, um Küsse auf ihre Wangen und warme Worte in ihre Ohren zu hauchen. Ich kann ohne meine Brille (die ich aus Gründen der Eitelkeit nicht trage) und ohne Kontaktlinsen (die ich aus Gründen der Spielfreundlichkeit nicht trage – man soll Menschen mit Kontaktlinsen in den Augen nicht selbige verbinden, und ich hoffe doch sehr, dass mir hier heute noch mal jemand die Augen verbindet), ich kann also ohne meine Sehhilfen nicht sehr scharf sehen – vielleicht sind das John Lennon und Yoko Ono, die sich da in den Kissen suhlen?

Nein, nein, erklärt mir meine Herrin. Das sind XY und seine Frau ZQ. Sie tanzt ein bisschen und fotografiert ganz gerne, er schreibt dies und das und ist ein ganz passabler Entertainer. Sie machen irgendwelche Performances zusammen. Außerdem gibt er in einschlägigen Zeitungen oder Foren wohl permanent glossig seinen Senf zur Szene als solcher und einiger erbarmungswürdiger Existenzen im Speziellen ab. Nichts Großartiges, was die beiden machen, sagt meine Herrin, aber für die Szene reicht's.

Woanders hat es nicht gereicht. Und das ist für manche der Vorteil daran, SMer zu sein. Wenn du gerne ein bisschen prominent, umschwärmt, bekannt wärest, wenn du dir gerne das Label »Künstler« auf Stirn und Genitalien tackern möchtest, damit aber auf dem landläufigen Wege immerzu scheiterst, dann kannst du dich daran machen, zur Szenegröße zu mutieren. Besser König in SMien als Kellner in Berlin, quasi.

So schwer ist das nicht. Der Qualitätsstandard ist nicht allzu hoch, die Konkurrenz nicht sehr zahlreich, die Öffentlichkeitsarbeit dafür aber aufgrund der Überschaubarkeit der Zielgruppe und deren engmaschiger Vernetzung ziemlich problemlos zu meistern.

Wer nichts wird, wird Wirt. Wer wirklich nichts wird, wird Wirt einer SM-Lokalität.

Es gibt unter uns Gruppierungen für Künstler aus Theater und Film, die auch gerne Pornodarstellerinnen in ihrer Mitte begrüßen. Es gibt Models mit Konfektionsgröße 44, was kein Problem ist und auch keine Seltenheit. Es gibt Poetinnen, die nicht wissen, was ein Konjunktiv ist, aber eine versaute Fantasie haben.

Meine Herrin leiert ein Beispiel nach dem anderen herunter, um mir das etwas traurige, aber durchaus auch illustre Wesen der SM-Prominenz, der Halbberühmtheiten, der Schattengrößen, Dunkelsternchen und Pseudogenies zu erläutern. Ich nicke gelangweilt, ich habe das verstanden.

Die einzige Frage, die sich mir jetzt noch stellt: Warum sitzen der komische Kerl mit seiner Ollen auf dem Starthron und nicht meine Herrin und ich?

»Wenn jeder deine Dummheit kennt,
dann bist du endlich prominent.«
Erhard Bellermann

Grund Nr. 100

Weil SM ein Schlaraffenland für Narzissten und Egozentriker ist

Wenn ich mich hier so umsehe, auf der Tanzfläche, in den Spielräumen und in mir selbst, dann muss ich einmal mehr feststellen: Wir SMer sind samt und sonders Egozentriker. Was nicht allzu ungewöhnlich ist. Die meisten Menschen sind Egozentriker, außer, sie sind so langweilig, dass sie sich selbst langweilen.

Und trotzdem hält unsere Gesellschaft nicht viel von Egozentrikern. Ich-Bezogenheit ist eine nach den gängigen Normen als negativ bewertete Eigenschaft.[36] Irgendwie werten wir uns alle also selbst ab, weil wir uns immer wieder eingestehen müssen, uns permanent um uns selbst zu drehen. Sofern wir halbwegs interessant und halbwegs selbstreflexiv sind.

Das Schöne an SM ist, dass wir hier unsere Egozentrik in vollen Zügen ausleben können, ohne dabei ein schlechtes Gewissen zu haben. Weil unser Egozentrismus im Spiel nämlich unsere Mitspieler glücklich macht. Drehst du dich um mich, dreh ich mich um dich, lautet eine der Grundregeln unseres Spiels.

Bottoms erklären sich bereit, ihre dominanten Gegenparts zum Mittelpunkt und Höhepunkt ihres Universums zu erklären. Sie spiegeln deren Handlungen durch ihr Schreien, Stöhnen, Jammern, Wimmern, durch sich winden und sich röten, durch Geilheit und Gehorsam. Sie huldigen ihren Herrschern manchmal noch Tage und Wochen nach dem Spiel, indem sie ihre Spuren tragen. Zwangsläufig ist derjenige präsent in meinem Leib und meinem Gemüt, dessen Schläge sich als Flecken und Striemen immer noch auf meiner Haut befinden.

Die Tops wiederum sind im Grunde genommen das ganze Spiel über mit nichts anderem beschäftigt, als damit, ihre submissiven Partner zu überschütten mit Aufmerksamkeit. Körper, Seele,

Geist und Lust des submissiven Parts sind Zentrum des gesamten Spiels. Dies zu ergründen, zu erforschen, zu beherrschen ist Ziel des Tops. All sein Handeln, all sein Reden, jeder Blick und jede Geste ist auf sein devotes Gegenüber gerichtet und darauf, in ihm Reaktionen zu erzielen. Manche Tops gehen so weit, sich selbst zu verlassen, um sich umso tiefer in ihren Bottom hineinversetzen zu können, um dabei die Folgen ihres eigenen Handelns zu spüren.

Wir tun uns gegenseitig den Gefallen, uns gegenseitig zum Mittelpunkt der Welt zu erklären. Und so sind wir gleichzeitig der kleine, dichte Punkt, um den die Welt kreist, und die große, weite Welt, die um ihre Mitte kreist.

»Ein exzellenter Narziss weiß
sein Spiegelbild in jeder Pfütze zu entfalten.«
MARTIN GERHARD REISENBERG

KAPITEL ELF

TRÄUMER, TÄNZER, TAUGENICHTSE, TRUNKENE UND TORKELNDE

Grund Nr. 101

Weil wir so viele hübsche Namen haben

Es muss gegen drei oder vier Uhr sein, als wir die Party verlassen. Die Nacht ist lau, und so erstehen wir an einer Tankstelle eine Flasche Sekt als Wegzehrung und schlendern zu Fuß nach Hause. Beschwingt, entspannt, befriedet.

»Darf ich, Madam?«, frage ich Mona, während ich mich bei ihr unterhake. »Aber sicher, Robin«, erwidert sie.

Wir SMer geben uns ja nicht mit den schnöden ein, zwei Namen zufrieden, die uns unsere Eltern verliehen haben, zuzüglich eines Spitznamens vielleicht. Wir können uns diverse weitere Nicknames zulegen, wir können diese schlicht als Alias benutzen, hinter dem wir unsere Identität verschleiern, wir können sie als Namen für unsere erotische, unsere dominante oder unsere submissive Identität nutzen, wir können sie auch für unser gesamtes Leben in der Szene verwenden oder ganz generell als neuen Namen für ein neues Sein annehmen. Wir können diese Nicknames behalten, solange wir wollen, und wechseln, wann immer uns danach ist.

So, wie die Einordnung in das System der Zweigeschlechtlichkeit die Identität von Menschen beschneidet, so wie der Zwang zum Versuch eines generellen Verzichts auf lustvolle Unterwerfung und geiles Sich-weh-tun unser Sein einschränkt, so werden wir auch durch Namen vor-geformt, bevor wir selbst überhaupt beginnen, Form anzunehmen. Deswegen kann es nie schaden, seinen Namen von Zeit zu Zeit zu ändern oder sich zumindest ein paar weitere Namen zuzulegen, zwischen denen das schillernde Ich, um dessen Benennung es geht, hin und her wandeln kann.

Mona beispielsweise verehrt Königin Elisabeth die Erste. Was viel über sie aussagt. Also sowohl über Königin Elisabeth die Erste als auch über Mona. Was Mona an Königin Elisabeth bewundert: Disziplin, Willensstärke, Ehrgeiz, Langmut. Dabei die halbe Welt zu ihren Füßen.

Also nennt sich Mona in der Szene, in den entsprechenden Foren Elisabeth. Oder auch Madam, was für sie auf dasselbe hinausläuft.

Ich wiederum habe mich erst einmal für Robin entschieden. Um mir selbst einen gewissen Spielraum im Performen sexueller Identitäten zu geben.[37] Außerdem gefällt es mir, zu behaupten, jemand zu sein, der sich selbst außerhalb des Staates, der Gesellschaft situiert, der jenseits gängiger Regeln agiert und gerade dadurch Gutes schafft. Wer weiß, vielleicht machen nicht nur Kleider, sondern auch Namen Leute und ich werde ein berühmter Freiheitskämpfer.

Übrigens ist das Recht auch Namensänderung im privaten Umfeld nicht nur uns SMern vorbehalten. Wir haben es etwas leichter, wegen all der Foren und der generellen Theatralik unserer Szene, aber im Grunde genommen kann sich jeder jeden Namen zulegen.

Es gibt also keine Ausrede dafür, kein Freiheitskämpfer zu werden.

»Ich finde, der Name passt perfekt zu mir.«
JOHNNY DEPP, AUF DIE DEUTSCHE BEDEUTUNG
SEINES NACHNAMENS ANGESPROCHEN

Grund Nr. 102

Weil wir Actionfans lieben können

Vor ein paar Monaten ist es Mona gelungen, ihr polyamores Geflecht geschlossen in die jüngste Elisabeth-Verfilmung zu treiben. Keiner von uns interessiert sich sonderlich für Schnulzen dieser Art, aber es ist klar, dass ein Film über eine Königin irgendwie D/S-lastige Szenen beinhalten wird. Und tatsächlich gab es allerlei für den Eingeweihten wirklich homoerotisch-DSig wirkende Szenen mit dieser jungen Zofe, die immerzu liebe- und vor allen Dingen demutsvoll ihrer Königin dient, und die am Ende von eben dieser grausam geschlagen wird, bevor die Königin sich großmütig entschließt, ihr ihre Sünden zu verzeihen. Und es gab den tapferen Krieger, der vor seiner Königin auf die Knie fällt, der sein Leben für sie riskiert und der sie trotzdem zu besiegen scheint.

Unterschiedliche Menschen mögen ja gemeinhin unterschiedliche Filme. Mona beispielsweise mag diese komischen Elisabeth-Verfilmungen und historischen Kram generell, Tom und Kai wiederum sind süchtig nach *James Bond* und 24. Das kann für Spannungen in Beziehungen sorgen. Wenn man sich nie auf einen Film einigen kann. Und demzufolge nie gemeinsam ins Kino kommt. Und sich dann ganz generell fragt, ob man denn überhaupt genügend Gemeinsamkeiten hat oder ob es nicht besser wäre, sich an dieser Stelle voneinander zu verabschieden.

Wir SMer sind sehr tolerant, was die Kinovorlieben unserer Partner anbelangt. Denn wenn uns der Film selbst nicht passt, dann bietet er doch vielleicht immerhin unserer sadomasochistischen Seele Nahrung. In jedem guten Action-Film beispielsweise werden Leute verdroschen. Das ist doch was. Mona liebt *James Bond*. Ohne einen Schimmer zu haben, worum es da geht.

»Darf ich kurz meine Freundin hier hersetzen?
Sie wird sie nicht belästigen. Sie ist nämlich tot!«
Sean Connery als James Bond in »Feuerball«

Grund Nr. 103

Weil wir uns im Schwanken zwischen Größenwahn und Selbstverachtung tapfer auf den Beinen halten

Was Könige und ihre Untertanen anbelangt: Ich habe Mona einmal gefragt, ob sie mich verachte, während sie mit mir spiele. Immerhin performe sie genau das. Mona war traurig über meine Frage. Sie sagte, sie würde niemals denjenigen Menschen verachten, der ihr erlaube, mit ihm zu spielen. Aber sie wisse aus Erfahrung, dass viele submissive Menschen sich selbst verachten. Und damit ja auch irgendwie sie, die sich mit ihnen abgibt.

Das klingt wirklich traurig. Ob das tatsächlich so ist, dass submissive Menschen stärker an Selbstverachtung leiden als der Rest der Bevölkerung, weiß ich nicht. Wahrscheinlich gibt es ein paar dieser unglücklichen Exemplare, von denen Mona spricht.

Davon abgesehen gibt es vielleicht viele wie mich. Menschen, die durchaus ab und an von massiver Selbstverachtung gepackt werden. Ohne dass dies ein bleibender oder auch nur dominierender Zustand wäre.

In der Regel schwanke ich zwischen Größenwahn und Selbstverachtung. Wie der Rest der Welt wahrscheinlich auch. Während ich mich an einem Morgen frage, wie es sein kann, dass ich immer noch nicht für den Nobelpreis nominiert oder zum Präsidenten der Vereinigten Staaten gewählt worden bin, glaube ich am anderen Morgen, die sanften Küsse, mit denen Tom mich weckt, nicht verdient zu haben.

Ich spalte mich. Was ich verehre an mir, was ich für thron- und kronenwürdig halte, das projiziere ich auf Mona. Was hingegen ich als verachtenswürdig, wertlos, klein und nutzlos empfinde, das lasse ich in mir selbst zur dominierenden Kraft wachsen.

Mona tut dasselbe, nur andersrum. Wir leben beides und die Differenz dazwischen exzessiv aus, bis schließlich die Königin das Schmuddelmädchen in die Arme schließt und beide sich in der

Mitte – oder eher im Jenseits des Machtgefälles treffen. Und wir selbst herrlich entspannt die Balance erlangen zwischen Selbstverachtung und Größenwahn.

Es wirkt sich nahezu therapeutisch auf mich aus, so behandelt zu werden, als sei ich wertlos, nutzlos, schuldig, niedrig – und festzustellen: Das macht Spaß. Mir und meinem Gegenüber. Nicht perfekt, nicht großartig, nicht die Beste, Stärkste, Mächtigste zu sein, kann unglaublich lustvoll sein. Denn es geht nicht um all das. Es geht nicht um Hierarchien, um hoch und niedrig, um Leisten und Versagen.

Es geht um Selbstsein und Genuss.

»Ich würde niemals einem Club beitreten,
der Menschen wie mich als Mitglieder aufnimmt.«
Groucho Marx

Grund Nr. 104

Weil wir reden können

Vorhin auf der Party, auf der Toilette, sprach mich eine Butch an, während ich mir gerade die Lippen nachzog.

»Auf was stehst du denn so, Kleine?«, hat sie gefragt.

Ich sagte: »Äh …«

»Also, ich würd' dich gerne verprügeln und beschimpfen und so«, sprang sie ein. »Sex steh ich nich so drauf mit Fremden, aber halt Schläge, und dass du meine Boots dabei leckst und so.«

Ich ließ sie höflich wissen, dass das sehr verlockend klänge, ich aber bereits ausgebucht wäre für diesen Abend und wir trennten uns mit freundlichen Worten. Es soll ja Leute geben, die nicht über Sex reden. Und demzufolge auch höchst selten kriegen, was sie wollen, weil weit weniger Menschen, als allgemein gehofft, über telepathische Fähigkeiten verfügen.

Ich bin heilfroh, dass wir anders sind. SM ohne offenes Reden darüber, was man will und was nicht, würde nicht funktionieren.[38] Man kann das unterschiedlich gestalten. Man kann sachliche Gespräche führen. Man kann Listen abhaken. Man kann angeregt plaudern und sich dabei näherkommen. Man kann bereits im Spiel als Teil des Spiels Verhöre, Geständnisse, Beichten und Offenbarungen einbauen.[39]

Wichtig ist bloß, dass man sich mitteilt. Damit man kriegt, was man braucht und verschont bleibt von dem, was man nicht will. Am Anfang fällt uns das manchmal schwer, weil die Sprachlosigkeit unseres vanilligen Aufwachsens uns noch anhaftet, aber mit der Zeit lernen wir.

Außer, wir wissen gar nicht, was wir brauchen und was nicht. Es soll ja immer noch ein paar Sklaven geben, die sich selbst und ihrem Gegenüber klarmachen, sie hätten keine eigenen Bedürfnisse, ihr einziges Bedürfnis sei es, die Bedürfnisse ihrer Herrschaft zu erfüllen.[40]

Und es soll auch einige Super-Herren und -Herrinnen geben, die es für immens wichtig halten, sich und dem Rest der Welt zu versichern, sie seien absolut erbarmungslos, konsequent, immer kontrolliert, niemals bedürftig, erst recht nicht verletzlich oder hilflos liebend.

Aber das kann man alles ändern! Es ist nie zu spät zum Glücklichwerden!

»Alle reden von Kommunikation,
aber die wenigsten haben sich etwas mitzuteilen.«
Hans Magnus Enzensberger

Grund Nr. 105

Weil wir wissen, wo wir kriegen, was wir brauchen

Hinzu kommt: Sind wir erst einmal in der sadomasochistischen Szene angekommen, können wir nicht nur formulieren, was wir wollen, sondern wir haben auch gute Chancen, für diese Offenbarungen Gegenüber zu finden, die ein Interesse daran haben, uns zu geben, was wir wollen, weil es das ist, was sie selbst wollen. Und das ist von unschätzbarem Wert.

Sich an Sex zu gönnen, was man will, ohne andere dabei zu schädigen, ist unglaublich wichtig. Unzählige Neurosen, Erkrankungen an Leib und Seele, Kontaktarmut und Lebensmüdigkeit, Verbitterung, Hass, Wut und Verhärtung des Herzens sind auf ein unerfülltes Sexleben zurückzuführen.

Um dem zu entgehen, ist erst einmal wichtig, zu wissen, dass richtig ist, was man tut. Krank und/oder gefährlich ist, worunter man selbst und/oder andere leiden. Alles andere ist schön, weiter nichts. Ganz egal, was einem Apostel der Lebensfeindlichkeit im Namen irgendeines Gottes oder irgendeiner Moral einreden wollen. Wirklich: Man sollte keinen Göttern huldigen, die uns unserer Lebensfreude berauben!

Es gibt keinen Grund, die eigene Fantasie zu zensieren. Es gibt hingegen viele gute Gründe, loszuziehen, um Menschen zu suchen, die einem die eigenen Fantasien erfüllen. SMern, die offen zu ihrer Neigung stehen, fällt das in der Regel leicht. Auch für andere Menschen ist es machbar. Es gibt nicht bloß sadomasochistische Foren. Auch Menschen mit anderen sexuellen Vorlieben – wie beispielsweise Kuschelsex – werden schon irgendein Forum finden, das ihnen bietet, was sie suchen.

Und man kann sich natürlich auch an uns SMer wenden, wenn man sich selbst als Vanilla definieren würde. Und einfach eine Frau sucht, die man fisten kann. Oder von der man anal gevögelt wird. Oder die es mit einem Ehepaar macht. Oder einen Mann, der nachts einbricht, einen nimmt und wieder verschwindet. Oder ein Pärchen, das eine dritte oder vierte oder fünfte Person in seinem Bett sucht.

Sprechen Sie uns an. Wir sind für alles offen. Sogar für Vanilla-Sex.

Unsere Sehnsucht wird immer größer,
je weniger wir sie befriedigen können.
NICCOLÒ MACHIAVELLI

Grund Nr. 106

Weil wir Außenseiter beheimaten

Heute Abend war Gustav auch da. Gustav ist eine seltsame Gestalt. Er stottert, er ist ein bisschen dick und hat etwas schütteres Haar, er geht schlurfend und mit hängenden Schultern. Er ist arbeitslos. Er ist vierzig und wohnt immer noch bei seiner Mutter. In irgendeinem Außenbezirk.

Wir glauben nicht, dass Gustav viele Freunde hat. Wir wissen nichts über Beziehungen, ob aktuell oder vergangen. Wir wissen nicht, was Gustav den ganzen Tag über treiben würde und mit wem, wenn es nicht die SM-Szene gäbe. Da es diese aber gibt, geht er mindestens dreimal die Woche zu einschlägigen Partys, Stammtischen, in Bars. Er kauft sich Klamotten aus Gummi und verbringt viel Zeit damit, sie zu pflegen.

Ich weiß nicht, ob er mit irgendjemandem aus der Szene wirklich näher bekannt ist, aber es gibt viele Menschen, mit denen er sich unterhält, wie man das eben so tut auf Partys. Da er eben immer da ist, ist er ziemlich bekannt. Manchmal schaut er Spielern zu, manchmal wird er in Spiele eingebaut und manchmal findet er tatsächlich eine dominante Frau, die ein oder zwei Abende mit ihm ausgeht.

Vor ein paar Monaten haben Ronja und ich bei einem Stammtisch einen Mann kennen gelernt, der sagte, er sei kein Transvestit, aber manchmal trüge er gern Frauenkleider. Er war ganz angetan davon, wie ungezwungen er mit uns über diese seine Leidenschaft reden konnte, er hatte kaum jemandem davon erzählt bislang und schon gar nicht ohne anschließendes Drama. Er war entzückt, als ich ihn bat, mir seine E-Mail-Adresse zu geben, damit ich Kontakte mit andern Männern herstellen könnte, die gern Frauenkleider tragen.

Es wird eine Trans-Szene für ihn geben, in der er ankommt. Aber als erste Station ist die sadomasochistische Szene sicher nicht falsch für ihn gewesen. Es gab, ebenfalls vor ein paar Monaten, eine Frau, die sagte, ihre Kinder seien aus dem Haus, von ihrem Mann lasse sie sich scheiden und jetzt wolle sie noch mal ganz neu anfangen. In letzter Zeit habe ich sie nicht mehr gesehen. Vielleicht hat sie neue Freunde, Partner, was auch immer gefunden für den neuen Anfang. Aber angefangen hat ihr Anfang bei uns.

Die sadomasochistische Szene ist ein Auffangbecken für Menschen, die generell oder vorübergehend nirgendwo hingehören.

»Das interessanteste
am Außenseiter ist die Innenseite.«
JEAN GENET

Grund Nr. 107

Weil wir niemals mit dem Spielen aufhören müssen

Wir finden einen vereinsamten Einkaufswagen. Ich kuschle mich mit dem Sekt in den Armen hinein. Die anderen schieben mich zwischen sich hin und her. Manchmal habe ich ein bisschen Angst, auf die Straße und vor ein Auto zu rollen oder von einer Bordsteinkante zu Fall gebracht zu werden. Bislang geht aber alles gut.

Tom und Kai berichten von einem Spiel, in das sie nächste Woche integriert werden. Michael, ein guter Bekannter, möchte seine Freundin Sonja entführen lassen. Der Plan sieht vor, dass Tom, Kai und ein weiterer Typ maskiert an ihrer Tür klingeln. Es wird auch eine Frau dabei sein – mit Sonnenbrille und Perücke, die Kommandos gibt. Die Frau ist die neue Geliebte von einem der Beteiligten, Sonja kennt sie noch nicht. Die Frau wird Anweisung geben, Mona auszuziehen und in Decken gewickelt, eine Tüte über dem Kopf, ins Auto zu stecken. Sie werden ihr den Mund zukleben und die Augen verbinden. Sie werden sie in den Wald fahren, ihr die Decke wegnehmen, sie über Stock und Stein scheuchen, mit Leine und Hundepeitsche, sie schließlich irgendwo festbinden, ihr die Augenbinde abnehmen und zusehen, wir Michael sie gebraucht.

Selbstverständlich hat Sonja Fantasien in der Art schon öfter verlauten lassen, auch spielen die beiden regelmäßig derartige Spiele, sie wird also keinen Herzinfarkt bekommen.

Tom und Kai freuen sich jedenfalls diebisch. Und ich freue mich mit ihnen. Und mit uns allen. Darüber, dass wir niemals mit dem Spielen aufhören müssen. Dass wir Spielzeug, Spielplätze, Spielkameraden und Spielideen ein Leben lang behalten. Darüber, dass wir uns Geschichten ausdenken, die wir spielen, Abenteuer, die wir erleben wollen. Dass wir uns verwandeln können. Dass wir Entführer, Vergewaltiger, Mafiosi, Schlampe, Königin, Räuber, Zofe, Grande Dame, Piratin, Hündin, Kleinkind, Chefarzt, Sekretärin, Polizist, Angeklagte, Märtyrerin, Hexe, Zuhälterin, Schurkin, Bettler, Weltenretter, Geheimagent und ich weiß nicht was noch alles sein können.

Dass wir nicht aufhören, die Wirklichkeit um das zu bereichern, was sie vordergründig nicht ist und was sie doch in Wahrheit erst erlebenswert macht. Wie unendlich langweilig wäre die Welt, wenn sie nur das wäre, was ihr äußeres Erscheinungsbild vermittelt. Wie gut, dass die Welten in uns drin immer wieder invasionsartig in die äußere Wirklichkeit hinausmarschieren können.

Der Mensch spielt nur, wo er in voller Bedeutung
des Wortes Mensch ist, und er ist nur da ganz Mensch, wo er spielt.
Friedrich Schiller

Grund Nr. 108

Weil wir niemals erwachsen werden müssen

Juristisch betrachtet ist man erwachsen, wenn man das achtzehnte Lebensjahr vollendet hat. Wann man unter soziologischen Gesichtspunkten erwachsen ist, lässt sich nicht so einfach sagen. Wahrscheinlich ist es auch völlig gleichgültig. Gut möglich, dass »erwachsen« eine genauso überflüssige Kategorie ist wie »normal«.

Trotzdem: Wenn man mich fragen würde, was ich mir unter »erwachsen sein« vorstelle (man fragt mich das allerdings nicht. Man dreht mich stattdessen in meinem Einkaufswagen auf einem leeren Parkplatz im Kreis und eventuell muss ich mich gleich übergeben), dann würde ich sagen: Erwachsensein bedeutet: Schluss mit lustig, jetzt wird's ernst.

Ernst wiederum hat mit Verbindlichkeit, Dauer, Finden und Bleiben zu tun. Man richtet sich ein in dem Beruf, dem man langfristig nachgehen möchte, in der Beziehung und dem Haus für die Ewigkeit oder zumindest lange Zeit. Man glaubt, seinen Weg gefunden zu haben und stapft munter drauflos, ohne links und rechts zu gucken. Weil man keine Zeit dafür hat.

Weil Erwachsene meistens keine Zeit haben. Weil sie mit Wichtigem beschäftigt sind. Mit Pflichten. Mit Arbeit. Bleibt keine Zeit zum Spielen. Zum Bummeln. Zum sich Verlieren und sich Vertun. Bleibt keine Zeit für Genüsslichkeiten und Hingaben. Keine Zeit, die Zeit zu vergessen. Und wenn, dann immer mit dem hehren Ziel, durch die sorgsam abgezäunten Freiräume (im Kalender in der Regel zwischen Freitag und Sonntag eingesperrt) für die wirklich ernsten Dinge des Lebens – Pflichten, Arbeit – neue Energien zu erlangen. Das Spiel dient nicht mehr dem Spiel, sondern der Leistungsfähigkeit, die durch die Regeneration, welche das Spiel bedeutet, gesteigert wird.

Wenn das Erwachsensein ist, dann haben wir SMer, sofern wir unserer Leidenschaft bewusst nachgehen, gute Chancen, uns vor dem Erwachsenwerden zu schützen. Weil wir, wenn wir unserer Leidenschaft bewusst nachgehen, uns eben ausgiebig mit unserer Leidenschaft beschäftigen. Und nicht mir Pflichten. Weil wir uns Spiel, Lust, Genuss und Freude hingeben. Statt der Arbeit. Weil wir oftmals offen bleiben für neue Partner, Geliebte, Freunde, Mitbewohner. Für neue Lebenskonzepte. Weil unser Privatleben im Zentrum unserer Aufmerksamkeit steht und nicht unsere Arbeit. Stünde nämlich unsere Arbeit für uns im Mittelpunkt, dann hätten wir gar nicht die Zeit, die wir brauchen, um von Party zu Party, von Schmerz zu Lust, von Liebe zu Freundschaft zu schwirren.

Wer seine Lüste ernst nimmt, hat gute Chancen, niemals erwachsen zu werden.

»Sie werden wohl nie erwachsen, 007.«
DESMOND LLEWELYN ALS Q IN
»DER MORGEN STIRBT NIE«

Grund Nr. 109

Weil wir Helden sind

Mona schiebt mich im Eilschritt. Ich erhebe mich in meinem Einkaufswagen, mit weit offenen Armen, den Fahrtwind im Gesicht, mein Gefolge (Tom und Kai) als Stütze. Ich bin ein Held auf dem Weg in die heimatliche Burg, nach langer, aber siegreicher Schlacht.

Mona sagt, wenn sie spiele und nicht gerade Königin sei, dann sei sie Drache und Prinzessin. Der Held, den sie sich mit begehrlichem Blick ausguckt, muss den Drachen befrieden, um die Prinzessin zu bekommen. Man kann den Drachen nicht schlagen, erst recht nicht töten und das ist auch nicht das, worum es geht.

Was Monas Helden kämpfen, ist ein pazifistischer Kampf. Durch unfassbare Stärke, durch Tapferkeit, Ausdauer, durch Beharrlichkeit und unbeirrbaren Mut gelingt es diesen Helden der besonderen Art, den Drachen sich selbst auspowern, seine Wut, seine Destruktivität aus sich herausschießen zu lassen, bis nichts mehr übrig bleibt als Weichheit und Aufmerksamkeit, als Offenheit und damit Anfälligkeit für das anrührende der machtvollen Schwäche seines Opfers, einer Schwäche, die vor dem Aufgeben schützt, weil sie voll Liebe ist.

Dem kann der Drache nicht widerstehen, dem beugt er sich freiwillig und gibt somit den Weg frei zu der zärtlichen, fürsorglichen, der küssenden, herzenden, rettenden und geretteten Prinzessin.

Tom sagt, das sei ein blödes Modell, denn es würde dominanten Männern keine Möglichkeit bieten, Helden zu werden. »Aber doch«, beruhige ich ihn, »natürlich bist du ein Held. Einer, der die wunderschöne, schwache, zerbrechliche Prinzessin, die meine Wenigkeit ja auch ist, immer wieder auffängt, aufpäppelt, mit Zärtlichkeit und Liebe ausgestattet auf die wackeligen Beine stellt, wenn sie dem Räuber, dem Bösewicht, dem dunklen Ritter in dir ausgesetzt ist. Ohne dich Helden würde ich dich doch gar nicht überstehen.«

Das beruhigt ihn.

»Ein Held kann man sein,
auch ohne die Erde zu verwüsten.«
Nicolas Boileau-Despréaux

Grund Nr. 110

Weil wir ständig auf Phantasiereisen sind

Man nötigt mich, mein Gefährt zu verlassen. Wir befinden uns nämlich bereits vor unserer Haustür. Unglaublich, wie schnell das ging. Sie muss von unsichtbaren Pferden in Lichtgeschwindigkeit gezogen worden sein, meine kleine Kutsche. Gerade waren wir doch noch in ganz anderen Welten und ganz anderen Zeiten, zwischen Rittern und Hexen, Prinzen und Königinnen, bei Räubern, Piraten, Ganoven und Gesetzlosen, in dunklen Verließen und bei Schwindel erregenden Höhenflügen ohne Flügel über bunt und irre kreisenden Abgründen, gerade waren wir doch noch tief in den Wäldern der Ausgestoßenen, im rechtsfreien Raum, im Aberwitz, im Schwellenland. Da, wo oben, unten, gestern, heute, wo der Augenblick und die Ewigkeit miteinander verschmelzen, sich verdichten zu diesem einen Moment voller Wahrheit plötzlich, wenn wir uns begegnen, so sehr, dass es schwindeln macht.

Und jetzt sind sie plötzlich alle weg, die Fabelwesen, die Zauberwälder, die magischen Momente. Jetzt sind wir plötzlich in Berlin im Sommer 2008, im Treppenhaus eines Altbaus mit Blick auf Straßen und Cafés, auf Autos und Lebensmittelläden.

Ich bin etwas verwirrt, aber nicht allzu sehr, denn ich weiß ja, wir werden zu neuen Fantasiereisen aufbrechen, immer wieder und immer weiter. Denn so lange wir unserer Lust Zeit und Platz zum Atmen geben in unserem Lebensplan, werden wir Traumfahrten unternehmen, denn Lust gebiert zwangsläufig Fantasie, wenn man sie lässt.

Sie ist ja mit nichts anderem beschäftigt als damit, neue Räume zu entdecken, in denen wir uns tiefer begegnen können denn je, immer weitere Türen aufzustoßen, um uns auf immer andere Weise aufeinanderstoßen zu lassen, heftig und gierig, um dabei immer neue und immer intensivere Lust zu entfalten auf uns, auf

Begegnung und Verschmelzung, auf das Sichtbarmachen des Abstandes und das Verringern der Distanz.

Wo wir begehren, fantasieren wir – und wo wir fantasieren, werden wir größer und reicher in einem fort.

»Phantasie ist nicht Ausflucht. Sich etwas vorstellen heißt, eine Welt bauen, eine Welt erschaffen.«
Eugène Ionesco

GRUND NR. 111

Weil ich Mona, Tom, Kai, Lars und Ronja durch SM kennen gelernt habe

Es gibt unzählige Gründe, SM zu lieben. Fängt man einmal an, nach ihnen zu suchen, kann man gar nicht mehr aufhören. Sadomasochismus ist wunderbar, erfüllend, bereichernd, keine Frage. Aber Sadomasochismus ist nichts ohne die Menschen, die ihn leben. Bei allem, was ich gewonnen habe durch SM, ist mir nichts so lieb wie die Lieben, die ich liebe.

Durch SM habe ich Tom kennen gelernt, und Mona. Und Kai, Ronja, Lars. Und so viele andere, denen ich in Liebe, Zuneigung oder Begehren verbunden bin.

Ich liebe die Spiele, die wir spielen. Aber eigentlich geht es doch immer bloß um das unfassbare Wunder der Liebe und der Lust. In welchem Gewand auch immer.

»Es muss mehr als alles geben.«
NELLY SACHS

Anmerkungen

1 Falls dich das Viellieben interessiert, lies doch beispielsweise von Felix Ihlefeldt: *Wenn man mehr als einen liebt*, Schwarzkopf und Schwarzkopf, Berlin 2008, und von Laura Merrit, Traude Bührmann und Nadja Boris Schefzig: *Mehr als eine Liebe*, Orlanda, Berlin 2005 sowie von Dossie Easton und Catherine A. Liszt: *The Ethical Slut*, Greenery Press, San Francisco 1997, in deutscher Sprache leider noch nicht vorliegend.

2 Siehe hierzu: www.bdsm-berlin.de

3 Siehe hierzu beispielsweise Michel Foucault: *Überwachen und Strafen. Die Geburt des Gefängnisses*, Frankfurt am Main 1976

4 Siehe hierzu Michel Foucault: *Subjekt und Macht* in: *Schriften (4)*, Frankfurt am Main 2005

5 Aus hygienisch-gesundheitlichen Gründen sollte man Wäscheklammern aus Plastik verwenden und anschließend waschen, beziehungsweise hölzerne nur einmal verwenden. Asiatische Restaurants verfahren mit ihren Stäbchen hoffentlich ähnlich.

6 Natürlich sind die sexuellen Bedürfnisse und Verhaltensweisen von Frauen so verschieden, dass es sinnlos ist, einen weiblichen Blick auf Sex von einem männlichen Blick auf Sex zu unterscheiden. Die Trennlinie verläuft zwischen den Individuen, nicht zwischen den Geschlechtern. Wichtig ist aber, dass Frauen als aktive Sex-Subjekte und Lustwesen überhaupt präsent sind, damit nicht der Eindruck entsteht, Geilheit und Pornographie sei ausschließlich etwas für Männer.

7 Wenn dich das interessiert, lies doch von Jens Roselt: *Übergänge. Phänomenologie des Theaters*, Wilhelm Fink Verlag, Paderborn 2008 oder Jens Roselt in: *Erniedrigung genießen. Kapitalismus und Depression 3*, Hrsg.: Carl Hegemann, Alexander Verlag, Berlin 2001

8 Besser ist es natürlich, das nicht nötig zu haben, sondern die bloße Tatsache der eigenen Existenz als Existenzberechtigung zu sehen und niemandem ein Urteil über sich selbst zu erlauben, der nicht man selbst ist. Ich gratuliere jedem, der das kann.

9 Michel Foucault verwendet hierfür den Begriff der Pastoralmacht, den er genauer untersucht in: *Sicherheit, Territorium, Bevölkerung. Geschichte der Gouvernementalität 1*, Suhrkamp Verlag, Frankfurt am Main 2004

10 Allerlei Interessantes über die Angst findet sich bei Sören Kierkegaard: *Furcht und Zittern*, EVA, Hamburg 1992

12 Man nennt uns in der psychoanalytischen Tradition auch risikosüchtige Kontraphobiker oder Philobaten. (siehe hierzu: Michael Balint: *Angstlust und Regression*, Stuttgart 1960)

13 Vgl. Christoph Demmerling/Hilge Landweer: *Philosophie der Gefühle*, Metzler, Stuttgart 2007

14 Wenn du mehr über deine magischen Kräfte wissen willst oder immer noch glaubst, du seist schwach, bloß weil du kniest beziehungsweise schlecht bist, bloß weil du schlägst, dann lies doch mal von Dossie Easton oder Janet W. Hardy: *The New Bottoming Book* respektive: *The New Topping Book*, Greenery Press, Oakland 2001 / 2003

15 Als Subspace bezeichnen wir den inneren Raum, in den submissive Menschen während des Spiels fallen, wenn alles mit rechten Dingen zugeht, und aus dem heraus betrachtet sie selbst, ihre Beziehungen und die Welt ganz anders, eben submissiv wahrgenommen werden. Entsprechend befinden sich in ihr Spiel involvierte Tops in einem Topspace. Da wie gesagt im Sub- oder Topspace anders gedacht, gefühlt und gehandelt wird als im gewöhnlichen Lebensraum, ist es wichtig, nach dem Spiel zu registrieren und zu überprüfen, ob Sub- und Topspace bereits verlassen wurden oder nicht.

16 Die Anmaßung und ihr Scheitern werden szeneintern als Topdisease bezeichnet.

17 Falls jedoch du oder deine Umwelt oder ihr allesamt unter deinen Macken leidet, dann solltest du vielleicht doch über eine Therapie nachdenken. SM kann man ja trotzdem noch haben. Wenn dein Therapeut dir davon abraten sollte, suchst du dir eben einen neuen, es gibt durchaus vernünftige.

18 Solltest du allerdings planen, dich im Spiel auf ein Scheitern außerhalb des Spiels spöttisch zu beziehen, solltest du zuvor sicherstellen, dass dein Opfer daran auch Spaß haben wird. Andernfalls könntest du Wunden schlagen, denen jeder Sexappeal fehlt.

19 Lies hierzu mehr bei Ernst Cassirer in: *Philosophie der symbolischen Formen*, Berlin 1923-1929

20 Apollonias Ansichten zum Fußball finden sich nebst einigem anderen Komödiantischen auf einem Tonträger namens: *Ja, so is dat*, den sie mit einem gewissen Armin für den Vier Vögel Verlag bequatscht hat (ISBN 3-00-014236-3)

21 Vgl. Aristoteles: *Rhetorik*, München 1980

22 Vgl. Hilge Landweer: *Macht und Scham*, Verlag Mohr Siebeck, Tübingen 1999

23 Vgl. Jean-Paul Sartre: *Das Sein und das Nichts. Versuch einer phänomenologischen Ontologie*, Reinbek bei Hamburg 1993

24 Vgl. Sigmund Freud: *Briefe an Wilhelm Fließ 1887-1904*, Frankfurt am Main 1986

25 Vgl. Christoph Demmerling/Hilge Landweer: *Philosophie der Gefühle*, Metzler, Stuttgart 2007

26 So etwas bezeichnen begriffsverliebte Szenegänger als Top-Drop.

27 Besonders beliebt ist die Ampel. Grün bedeutet: alles ist gut. Gelb oder Orange meint: Im Grunde genommen ist alles schön, aber können wir bitte einen Gang zurückschalten? Rot heißt: Stopp. Der Vorteil hierbei ist, dass der Top selbst aktiv Farben abfragen kann. Viele Subs vergessen nämlich im Laufe eines Spiels die Existenz des Safewords.

28 Wenn dich die Geschichte der Flagellation interessiert, lies doch zum Beispiel: *Lob der Peitsche* von Niklaus Largier, Verlag C.H. Beck, München 2001

29 Siehe dazu Horst Vogt: *Pädophilie*, Lengerich 2006, S.23

30 Pädophil zu sein, bedeutet nicht nur, Kinder zu begehren, sondern sie auch tatsächlich in erotisch-romantischer Weise zu lieben.

31 Falls du das Werk noch nicht kennst – Pauline Réage: *Die Geschichte der O*, Melzer Verlag, Darmstadt 1967; Original: *L'Histoire d'O*, Verlag Jean-Jacques Pauvert, Sceaux 1954

32 Regie: Just Jaeckin, 1975

33 Den kategorischen Imperativ findest du bei: Immanuel Kant: *Kritik der praktischen Vernunft; Grundlegung zur Metaphyisik der Sitten*, Frankfurt am Main 1985

34 Friedrich Nietzsche: *Genealogie der Moral*, Goldmann Verlag, München 1999

35 Eva Herman: *Das Eva-Prinzip*, Pendo Verlag, München 2006

36 Im Hochmut, der auch Eitelkeit und Ruhmsucht bedeutet, machte das Kreisen um sich selbst als Todsünde in der katholischen Kirche Karriere.

37 Robin können sowohl Frauen als auch Männer heißen. Zwar ist das eigentlich länderspezifisch unterschiedlich und da dann wieder eindeutig, aber das interessiert mich nicht.

38 Sicher gibt es auch viele Vanillas, die offen über Sex sprechen. In jedem Fall ist Vanilla-Sein keine Ausrede für sexbezogenes Schweigen.

39 Mehr zu den diversen Möglichkeiten des erotisch-informativen Vorgespräches findest du bei: Pat Califia: *Das S/M-Sicherheitshandbuch*, Verlag Ikoo, Pullenreuth 1992

40 Lies auch dazu: Pat Califa: *Das S/M-Sicherheitshandbuch*, Verlag Ikoo, Pullenreuth 1992 oder Dossie Easton & Janet W. Hardy: *The New Bottoming Book*, Greenery press, San Francisco 2001

ANAIS

FRÜHLING UND SO

EIN ROMAN VON REBECCA MARTIN – ANAIS BAND 1
DER SINNLICHE DEBÜTROMAN EINER JUNGEN AUTORIN!

»Romane über das Erwachsenwerden sind für jede Generation so etwas wie sinnstiftend. In den Neunzigern waren Benjamin von Stuckrad-Barre und Christian Kracht diejenigen, die mit ihren Texten das Erwachsenwerden erklärten. Und nun also Rebecca Martin. Endlich erklärt mir ein Mädchen, wie es ist, jetzt und heute Liebeskummer zu haben, verliebt zu sein und One-Night-Stands zu haben. Rebecca Martin macht das großartig.« YAEZ

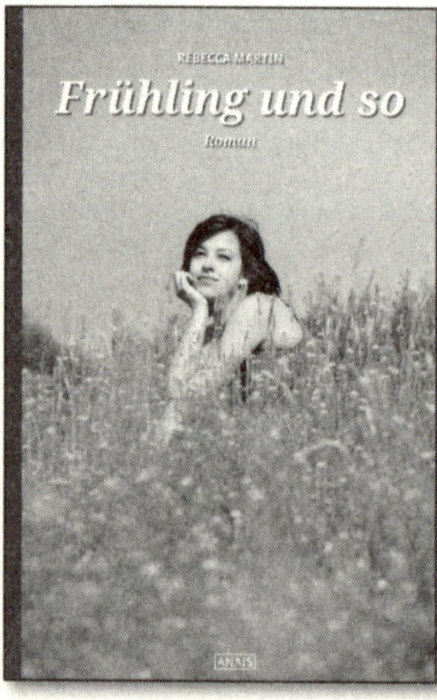

REBECCA MARTIN
FRÜHLING UND SO
ROMAN
ANAIS BAND 1
300 Seiten, Paperback
ISBN 978-3-89602-547-0
9,90 EUR (D)

Das Großstadtabenteuer mit all seinen Verlockungen prallt mit voller Wucht auf Raquel ihre romantischen Fantasien: Ob der Mann, von dem sie träumt, vielleicht in diesem Augenblick die Spinnen an der Decke zählt, genau wie sie? Ein Roman über eine sexuelle Odyssee und die Suche nach der großen Liebe.

»Raquel lebt in Berlin, macht sich viele Gedanken. Sie ist unsterblich in ihren Nachbarn Julian verliebt. Aber irgendwie klappt es nicht mit den beiden. Also stürzt sich Raquel ins Nachtleben - und verstrickt sich in sexuelle Abenteuer. Sie verführt den besten Freund ihres Ex-Freundes. In einem Club schleppt sie einen kolumbianischen Musiker ab, der sie zu Tode langweilt. Ein erfrischend offener Erstlingsroman.« Bym

»Vor Raquel ist kein Mann sicher. Dabei sucht sie eigentlich insgeheim nach Mr. Right und fragt sich, wo er steckt und wann sie ihn endlich trifft! Einfühlsames und erfrischendes Erstlingswerk der Berliner Autorin.« InTouch

»Frühling und so war für mich ein absolutes Lesevergnügen. Rebecca Martin zeichnet Raquel sowohl als typischen Teenager mit Wodka-Abstürzen und den üblichen emotionalen Purzelbäumen, als auch als eine sensible, feinfühlige Erwachsene. Diese Passagen und vor allem auch ihr abgeklärter Umgang mit Sex haben mich aus den Lese-Socken gehauen.« beQueen

»Mit ›Frühling und so‹ liefert die Berliner Autorin einen lustvollen Erstling.« BZ

WWW.ANAIS.DE

ANAIS

SPIELER WIE WIR

EIN ROMAN VON CORNELIA JÖNSSON – ANAIS BAND 2
DER ERSTE BAND DER »SPIELER«-TRILOGIE!

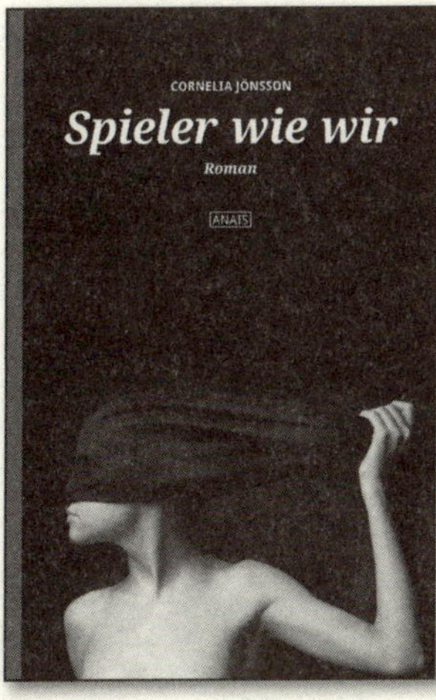

»Ich bin immerzu auf der Suche nach mir selbst und meiner Lebendigkeit. Beides begegnet mir im Schreiben und in der sinnlichen Hingabe. Deshalb befinde ich mich mit Vorliebe in diesen beiden Zuständen. Besonders faszinierend ist der Moment, in dem beides ineinanderfließt.«
Cornelia Jönsson

CORNELIA JÖNSSON
SPIELER WIE WIR
ROMAN
ANAIS BAND 2
256 Seiten, Paperback
ISBN 978-3-89602-548-7
9,90 EUR (D)

Franzi und Pauline wohnen gemeinsam in Berlin-Kreuzberg. Neben ihrer Überlebensarbeit im Theater, an der Uni, im Café sind sie vor allem mit ihrem Lust- und Liebesleben beschäftigt. Pauline verfällt der dominanten Ann, erlebt sexuelle Erfüllung und schmerzhafte Abhängigkeit. Anns Mann, Fotograf mit Faible für junge Frauen, wird eifersüchtig. Ann ist überfordert und verlässt Pauline. Franzi ist seit vier Jahren mit Marius – Jurist, Mitte dreißig – zusammen. Ihr Sexleben stagniert. Marius blüht mit der devoten Katharina auf, während Franzi ihre dominante Seite entdeckt. Auf ihrem Weg geht es den Charakteren nie darum, Scheitern zu vermeiden, sondern darum, sich selbst treu zu bleiben. Und natürlich ergründen sie nebenbei diesen seltsamen Zustand, den wir Liebe nennen ...

»Sex ist die natürlichste Sache der Welt, aber lustvoll darüber zu schreiben, ist eine Kunst. Und die beherrscht die Autorin Cornelia Jönsson. Das Ergebnis ist intelligent und literarisch niveauvoll. Die Lektüre lohnt sich, auch wenn man sadomasochistische Erotik nicht unbedingt favorisiert.« siegessäule

»Sadomasochismus ist unter anderem eine sehr spaßige Sache. Bei SM geht es nicht nur um Schmerzen, sondern auch um Intensität, Nähe, Sinnlichkeit. Darum, sich füreinander zu öffnen. Außerdem ist Sadomasochismus eine Form von Sexualität, die sehr psychologisch ist und die sich stark im Kopf abspielt. Demzufolge regt sie zur Reflexion an. Und damit auch zu Humor.«
Cornelia Jönsson

WWW.ANAIS.DE

SCHWARZKOPF & SCHWARZKOPF

DAS TAGEBUCH DER MADELAINE

WENN UNTERWERFUNG WIRKLICHKEIT WIRD: DIE NEW YORKER BESTSELLERAUTORIN UND DOMINA CLAUDIA VARRIN LEBT IHRE DEVOTEN WÜNSCHE

Die New Yorker SM-Autorin Claudia Varrin lotet die Facetten von Bondage & Discipline, Dominance & Submission, Sadism & Masochism aus. Sie lebt SM mit Leib und Seele und erkundet die mannigfaltigen Möglichkeiten der Szene. Das Tagebuch der Madelaine setzt dort an, wo Die Kunst der weiblichen Unterwerfung aufgehört hat, basierend auf den intimen Tagebuchnotizen der Autorin geht es von der Theorie zur Praxis.

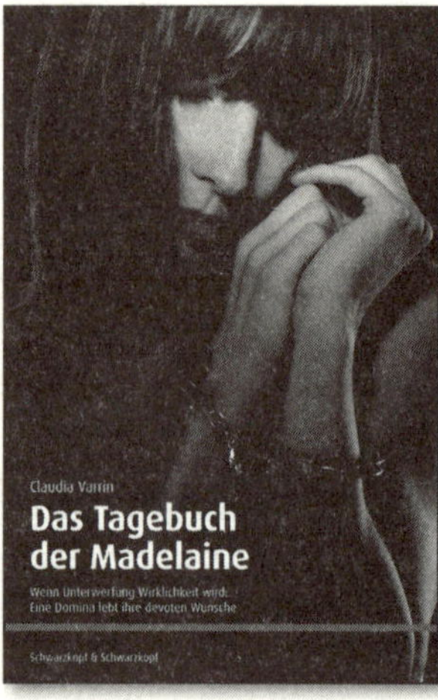

CLAUDIA VARRIN
DAS TAGEBUCH DER MADELAINE
WENN UNTERWERFUNG WIRKLICHKEIT WIRD: EINE DOMINA LEBT IHRE DEVOTEN WÜNSCHE
304 Seiten, Taschenbuch
ISBN 978-3-89602-834-1
9,90 EUR (D)

Nach den ersten beiden Erfolgstiteln »Die Kunst der weiblichen Dominanz« und »Die Kunst der weiblichen Unterwerfung« der dritte Band der SM-Bestsellerautorin Claudia Varrin: »Das Tagebuch der Madelaine«.

»Ich vertraue Ihnen das Tagebuch an, das ich auf dieser wilden, wundervollen Reise in die Mitternachtswelt führte, die manchmal auch zu einer Achterbahnfahrt wurde. Sehnsüchte, gegen die ich mich immun geglaubt hatte, kamen an die Oberfläche und stellten eine Verbindung her zwischen mir und der zögerlich-begierigen Kindfrau aus den Aufzeichnungen.« Claudia Varrin

Claudia Varrin reist nach London, um sich dort einem bekannten SM-Master als Sklavin Madelaine zu unterwerfen. Er ist äußerst erfahren und fantasievoll, ihre gemeinsamen Spiele werden immer extremer. In einem englischen Landhaus wird sie professionell abgerichtet, und später führt ihr Master sie in die Londoner SM-Szene ein.

Madelaine überschreitet bei den erotischen Machtspielen ihre eigenen Grenzen und erfährt dabei, dass sie viel weiter gehen kann, als sie je geahnt hatte. Sie entdeckt Tiefen ihrer Lust, die ihr verborgen waren, aber sie muss dafür die immer krasseren Wünsche ihres Masters bedingungslos erfüllen ...

»Das Tagebuch der Madelaine« gewährt einen tiefen Einblick in die vielfältigen Ausprägungen menschlicher Sexualität.

WWW.SCHWARZKOPF-SCHWARZKOPF.DE

CORNELIA JÖNSSON, 1980 geboren, studierte Theaterwissenschaft und Philosophie in Wien und Berlin. Sie arbeitete als Assistentin, Dramaturgin und Autorin an verschiedenen Theatern. Ihr Monolog »Fressen Lieben Kotzen« wurde im Mai 2008 im Kölner Theater der Kulturen uraufgeführt. Sie ist Walter-Kempowski-Preisträgerin der Hamburger Autorenvereinigung. In der Reihe ANAIS erschien ihr Roman »Spieler wie wir«, der erste Band der Spieler-Trilogie. Unter Einsatz ihres Leibes recherchiert sie für weitere erotische Bücher.

Cornelia Jönsson
111 GRÜNDE, SM ZU LIEBEN
Eine Verführung zur schmerzlichen Hingabe

ISBN: 978-3-89602-863-1

KATALOG
Wir senden Ihnen gern kostenlos unseren Katalog.
Schwarzkopf & Schwarzkopf Verlag GmbH
Kastanienallee 32, 10435 Berlin
Telefon: 030 – 44 33 63 00
Fax: 030 – 44 33 63 044

INTERNET | E-MAIL
www.schwarzkopf-schwarzkopf.de
info@schwarzkopf-schwarzkopf.de